WAC BUNKO

ここまでわかった 新型コロナ

上久保靖彦
小川榮太

ΛC

はじめに

コロナ禍とは一体何だったのでしょうか。

二〇二〇年九月一日現在、日本での新型コロナウイルスによる死亡者数は累計千二百四十九人です。

日本では、一年間に約百三十八万人が亡くなりますから、コロナ禍が始まってから亡くなった方は推計で七十万人に及ぶでしょう。その中で新型コロナウイルスによる死者は死亡原因の七百分の一、〇・一%強に過ぎません。死亡者の平均年齢は東京都で七十九・三歳、院内感染による死亡が四割を超えるとされています。

少なくとも、日本での新型コロナウイルスは極めてマイナーな死因であって、しかも高齢者が風邪をきっかけに亡くなるという従来の風邪のパターンをほぼそのままなぞったものに終わったと評する外ありません。

かたやコロナ騒動が国民生活に与えている影響はどうでしょうか。

五月二十五日に政府が緊急事態宣言を解除したにも関わらず、マスコミによる感染者数増、ＧｏＴｏキャンペーン反対の凄まじい煽りを受けて、日本経済は壊滅的な減収が続いています。

日本企業は少なくとも半数が減益になる見通し（ブルームバーグ二〇二〇年八月十九日『新型コロナ直撃、日本企業は半数減益へ』）なうえ、飲食店、宿泊施設を筆頭に、倒産件数は既に四百四十六件を数えています。小池百合子東京都知事が毎日記者会見をしては危機を煽り続けた結果、ＧｏＴｏキャンペーンは東京が除外され、経済効果は一・五兆円減となったと試算されます（nippon.com 2020/7/23『「東京外し」で一・五兆円減＝ＧｏＴｏ経済効果─民間試算』）。

四月に六百万人近くまで膨らんだ休業者の約七％が五月に職を失い、五月の完全失業率（季節調整値）は二・九％と前月比〇・三ポイント悪化し、完全失業者数百九十七万人と同十九万人増え、その後も、失業者や職の安定を失った方は増加し続けています。

https://www.nikkei.com/article/DGXMZO60958420Q0A630C2EE8000/

失業率と自殺率には相関性があり、失業率が一％悪化するごとに、自殺者は二千三百三十九人増えるという試算もあります（NEWSWEEK日本版 二〇一九年一月九日「失業率とシンクロする自殺率の推移」舞田敏彦）。安倍晋三総理大臣（当時）は、八月九日の長崎での記者会見で、四～六月期の国内総生産（GDP）について「年率換算で二〇％を超えるマイナス成長が予想されており、リーマン・ショックを上回る甚大な影響が見込まれる」と述べています。このまま自粛ムードが続き、実際に年換算で二〇％減となれば、百万人を超える失業者が出、五万人近い自殺者が出る事になる公算が高いのです。

社会生活が立ち直り、日常が戻りそうになる度に、専門家と称する人たちが「この状態を放置すると四十二万人死亡する」と言い、「このままでは来月には日本はニューヨークのようになる」と言い、テレビは連日「感染者数」という根拠の曖昧な数値で、「第二波」の到来を警告し、国民に多大の恐怖を与えてきました。

世界規模での危機も深刻です。地球衛星を用いて、経済活動の副産物である二酸化炭素排出量を調べたところ、世界全体で、コロナ禍前に比べ五％程度下がっているというのです。経済活動も同様のマイナス成長、つまり前年からGDP三五%減と考えられます。世界史上空前の現象でしょう。(Yoo, S and Managi, S. "COVID-19 and Temporal CO2 Emissions Reductions: A Global Approach Using Satellite Data", (2020), Urban Institute, Kyushu University.)

だが、結果はどうだったでしょう。

ウイルスそのものの脅威よりも、はるかに巨大な、誤った煽動による社会経済生活の破壊が進行しただけだったのではないでしょうか。

一月に武漢で発生したパンデミックの動画の衝撃、武漢の封鎖に続き、中国主要都市の全面封鎖の衝撃――コロナ禍はその心理的ショックに始まりました。画像の与える恐怖は絶大でした。

本文で詳しく解説しますが、コロナウイルスそのものは元来、平凡で微弱な症状を引き起こす風邪ウイルスです。しかし、世界のだれもが、医療崩壊の悲惨な画像や街中で突然倒れる若者の画像を見、中国政府がパニックを起こして全面的な都市封鎖や移動制限に踏み切る様子を見て、今回変異したコロナウイルスは、通常のコロナウイルスとは全く別物だと恐怖したのは無理もありません。

私自身、一月から三月まで、武漢からの直接情報をもとに、最大限の警告を、日本政府に対しても論壇に対しても発し続けました。コロナウイルスは症状が微弱なかわり、感染力が大変強いものです。そんな感染力の強いウイルスが、もしエボラ出血熱のような極端な致死率を併せ持ったとしたら……。世界中の専門家は、当初それを恐れたのですし、武漢から伝わる症例もそうした可能性を示唆していました。通常のコロナウイルス科では考えられない劇症化が相次いでいたからです。

もしそんな極端な変異が生じたのならば、人類は持ちこたえられるだろうかという懸念さえ専門家から出ていたのです。

しかし、時間が経つにつれ、ウイルスの正体が、徐々に明らかになり始めます。

新型コロナウイルスは、確かに通常のコロナウイルスよりは危険性が大きく、変異しやすいだけに慎重にその実態を見極める必要はあります。しかし、決して過度に恐れる必要のないウイルスではないだろうか——そのような見通しが、世界中の感染状況や日本の感染状況をマクロに大枠でとらえる限り、正しいと思われるのです。

五月に、ＩＰＳ細胞の発見者として国民的な信頼の厚いノーベル賞受賞者、山中伸弥京都大学教授が、世界各国の感染死者数に余りにも国別の差が大きい事に対して、何がそうした差異の要因となるのか――ファクターＸは何なのか――を世に問い掛けました。

それに対しては、様々な議論が寄せられて、今日に至っています。日本人は清潔だから、民度が高いから、コロナに強い遺伝子を持っているから、抗ウイルス的な食生活だから、腸内環境が違うから、ＢＣＧ接種をしているから……様々な説が飛び交い続けてきた事は読者もご承知でしょう。

しかし、それらは全て現段階ではまだ「説」ではなく、証明の手続きを踏まない「憶測」に過ぎません。

そうした中、果敢にも、「説」を立てて、世界中の感染状況の差異を説明しようとした学者がいます。

それが、本書で対談をご快諾いただいた上久保靖彦京都大学大学院特定教授と高橋淳吉備国際大学教授の研究チームです。

お二人のモデル理論は、マスコミでは「集団免疫説」として、各種新聞、週刊誌、テレビ番組に大きく取り上げられ、今や世界からも注目されています。

しかし充分理解されているとは言い難いのも事実です。

武漢で発生した当初の恐怖を引きずり、コロナ型ウイルスを扱う際に常識となるような前提を忘れた議論が、専門家たちによってさえ横行しています。

マスコミの煽情的な報道が続いた事も、科学者が、冷静で科学的な説明をしにくい空気を作り続けてしまった大きな要因でしょう。

その為、「新型コロナウイルスはさほど恐れる必要がない」と発言するだけで村八分になるか、無視されかねない歪《いびつ》なメディア空間が醸成され、日本社会は半年にわたりフリーズを続けてきました。

本書では、そもそもウイルスとは何か、免疫とは何かの確認から始まり、集団免疫理論がどう構築されたか、そして「新型コロナウイルス」とは一体何なのかを詳しく解説していただきました。

その上で、我々——日本人一人一人、そして大きくは人類——が今後、どのように新型コロナに対処し、この秋から来年以降、どうふるまうべきかを、詳しくお話しいただいています。

大きな希望を持てる内容、それも根拠を充分示しての説明をいただけたものと自負しています。

事実、私がコロナ禍を通じて知り合った、日本を代表する免疫学者や臨床医、感染症の専門家などの先生方からも、妥当性が高い内容であるとの声をいただいております。

本書をお読みいただき、理論的な根拠のある「安心」をぜひ全日本人に早く持っていただきたいと切望します。

そして、ウイルスと人間の共生関係に改めて気付き、今回のパニックがウイルスとの自然な関係を蹂躙《じゅうりん》した為に生じたものだった事をご理解いただければ幸いです。

勿論、科学的仮説は、反証可能性を担保しておらねばなりません。これは二十世紀を代表する哲学者カール・ポパーの提唱したテーゼです。本書は一般向けの啓蒙書ですから、数理計算は登場しません。しかし、ここで上久保教授が解説されているモデル理論は、遺伝子解析や疫学的な数理計算に基づいた科学的仮説です。

理論の一般的な方向性に対する論評のみならず、ぜひとも専門家の皆様には、ネット上で公表されている論文を閲読していただき、遺伝子解析や数理モデルの点から、上久保―高橋理論を多角的に検証し、今後ウイルス禍を事前に予測するモデル理論として成立し得るか否かを充分に議論いただきたいと願っています。

今回の新型コロナウイルス禍を通じて、私達人類が、ネットで世界中に拡散してゆく一元化された情報や画像にいかに支配され易いかが露呈しました。

また、科学者や医師、専門家といえども世論に迎合する憶測を平気で世に垂れ流す人たちがいかに多いかもわかりました。

いずれも苦い経験です。

しかし、私達が本当に戦ってきたのは、ウイルスとの戦いだったのか、人間自身の弱さや愚かさとの戦いだったのかを振り返るには、今は丁度いい時機だと思います。秋にはまた「第三波が来る」と煽動する専門家やコメンテーターがテレビをにぎわす事でしょう。

しかし本書を読まれた皆さんは、そうした煽動にいたずらに動じることはなくなるのではないでしょうか。

なお、本書執筆において多大な御教示、データの使用などでお世話になりました奥村康順天堂大学特任教授、高橋淳吉備国際大学教授、竹林直紀ナチュラル心療内科クリニック院長、村上康文東京理科大学教授の各先生に心から御礼申し上げます。

真実が勝つ事を信じて本書を世に送り出します。

令和二年九月

小川榮太郎

ここまでわかった新型コロナ

◉目次

十年に一度くらいスパイクが変異する
コロナはもともと無症候の風邪
六十五歳以上のコロナ死亡率は一万人に〇・三人
倒産、自殺者をふやす無責任な論者たち

第三章 上久保―高橋「集団免疫説」とは

ピークを過ぎると死者数がつるべ落としに
コロナのウイルス干渉でインフルエンザが激減
コロナに感染した人はインフルエンザに感染できない
専門家会議の図々しさ
新型コロナも例年通り大量に入ってきていた
危ない国はリスクマップでわかっていた
K型が一月十三日に入ってきた証拠

渡航制限で感染爆発が起きた
ＰＣＲ検査を煽った狂気の洗脳
抗体検査とは何か
カットオフ値が決め手だ
検査より大切な事とは
危機を煽る専門家とは何者か
新型コロナのワクチン接種は危ない
「もうすぐ収束、東京五輪は必ずできる」
図表作成／メディアネット
装幀／須川貴弘（ＷＡＣ装幀室）

カラー図Ⅰ　人口100万人当たりの新型コロナウイルス死者数（総数／1週間単位）国別推移（トラジェクトリー分析）

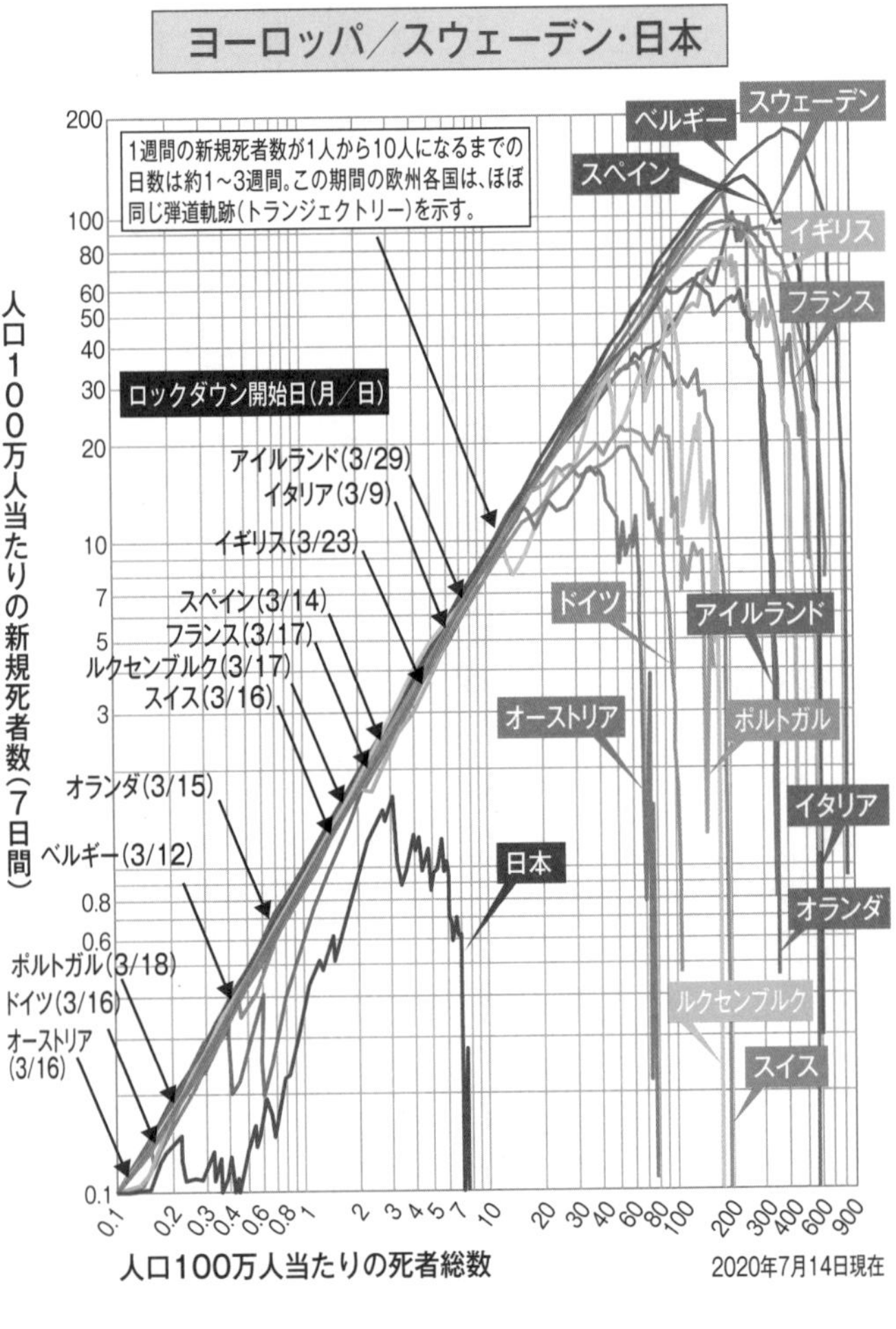

カラー図Ⅱ　インフルエンザとのウイルス干渉調査に基づく新型コロナウイルスのリスクスコア【ヨーロッパ】

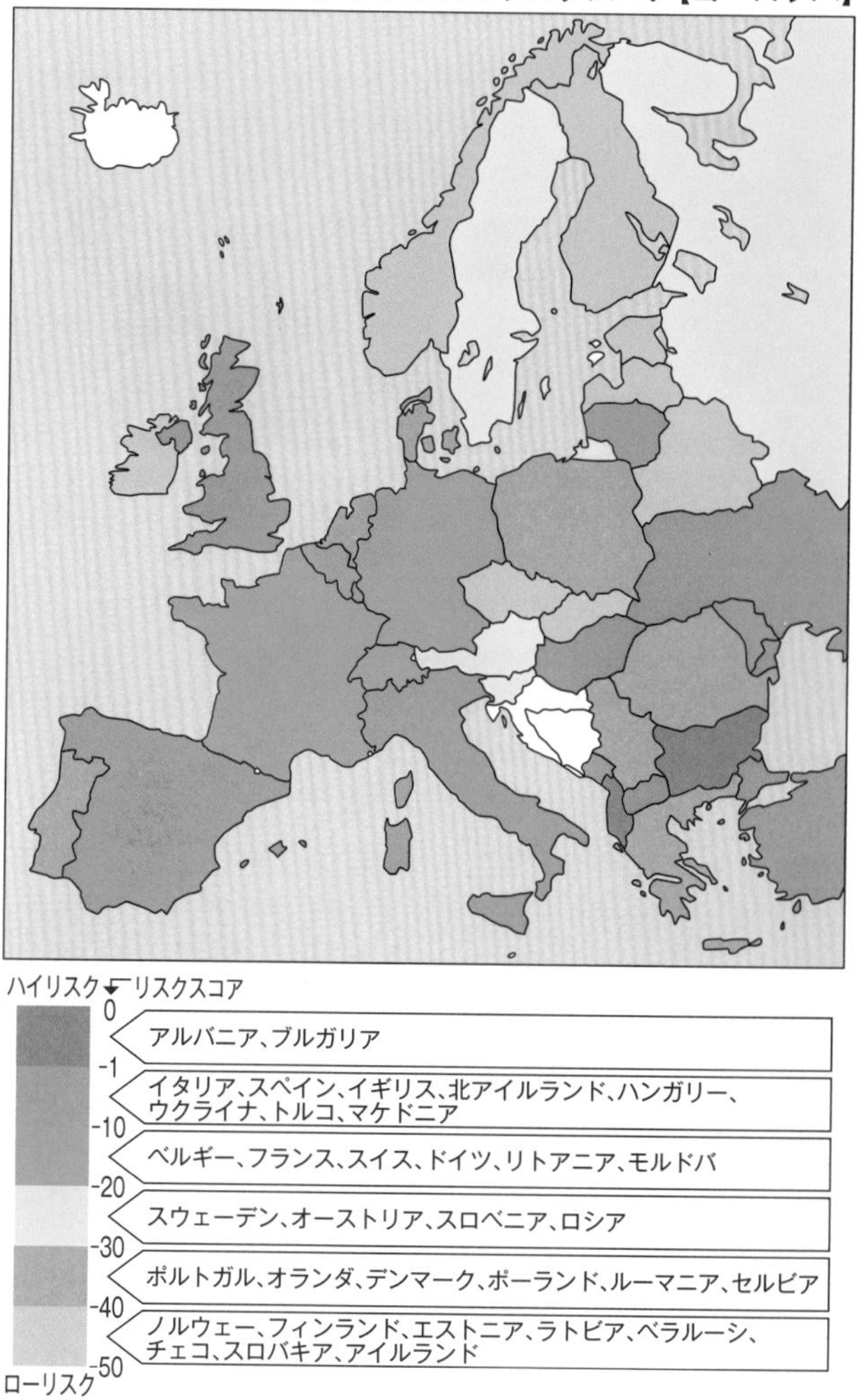

カラー図Ⅲ　インフルエンザとのウイルス干渉調査に基づく新型コロナウイルスのリスクスコア【アメリカ】

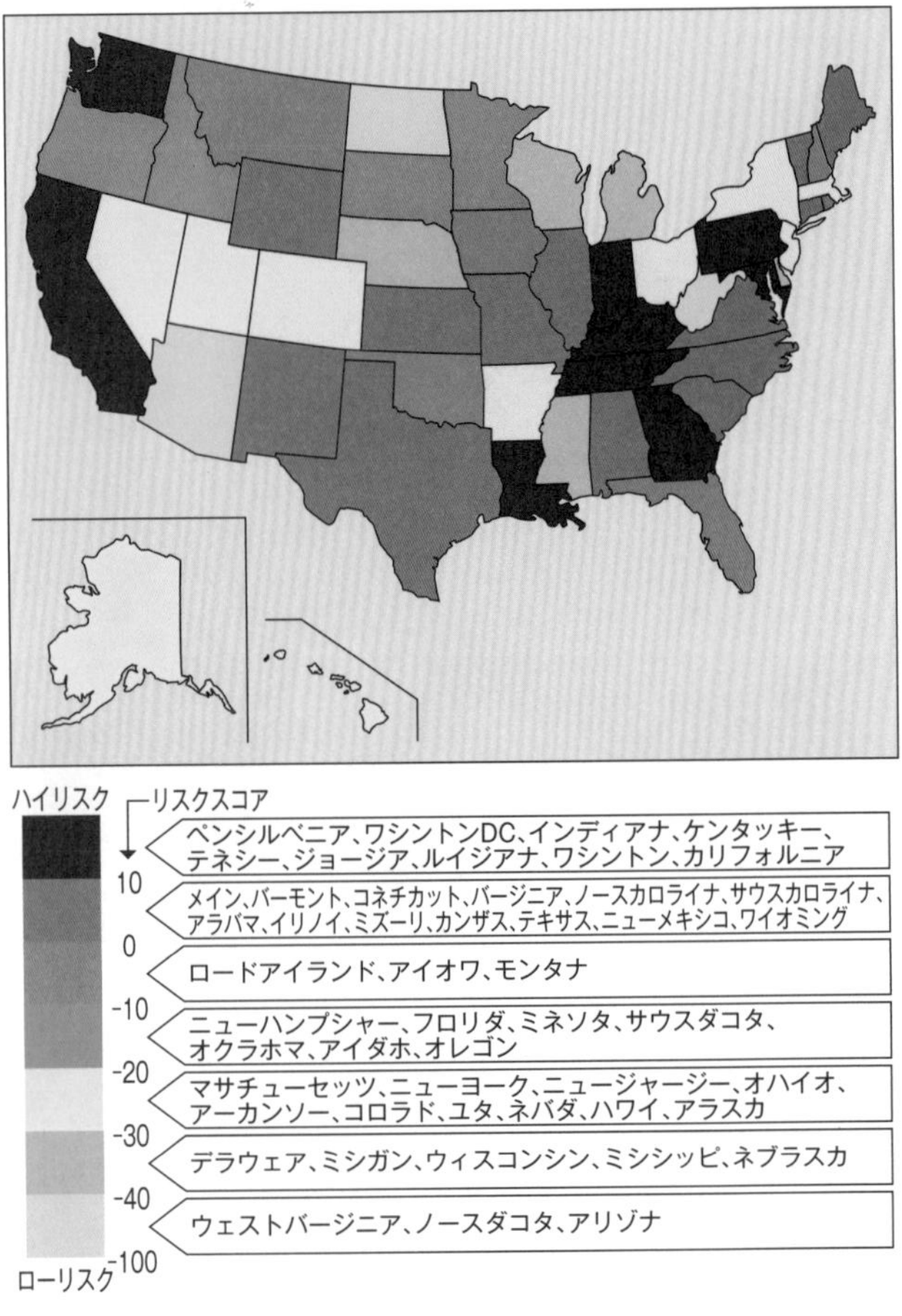

カラー図Ⅳ　インフルエンザ 定点当たり報告数

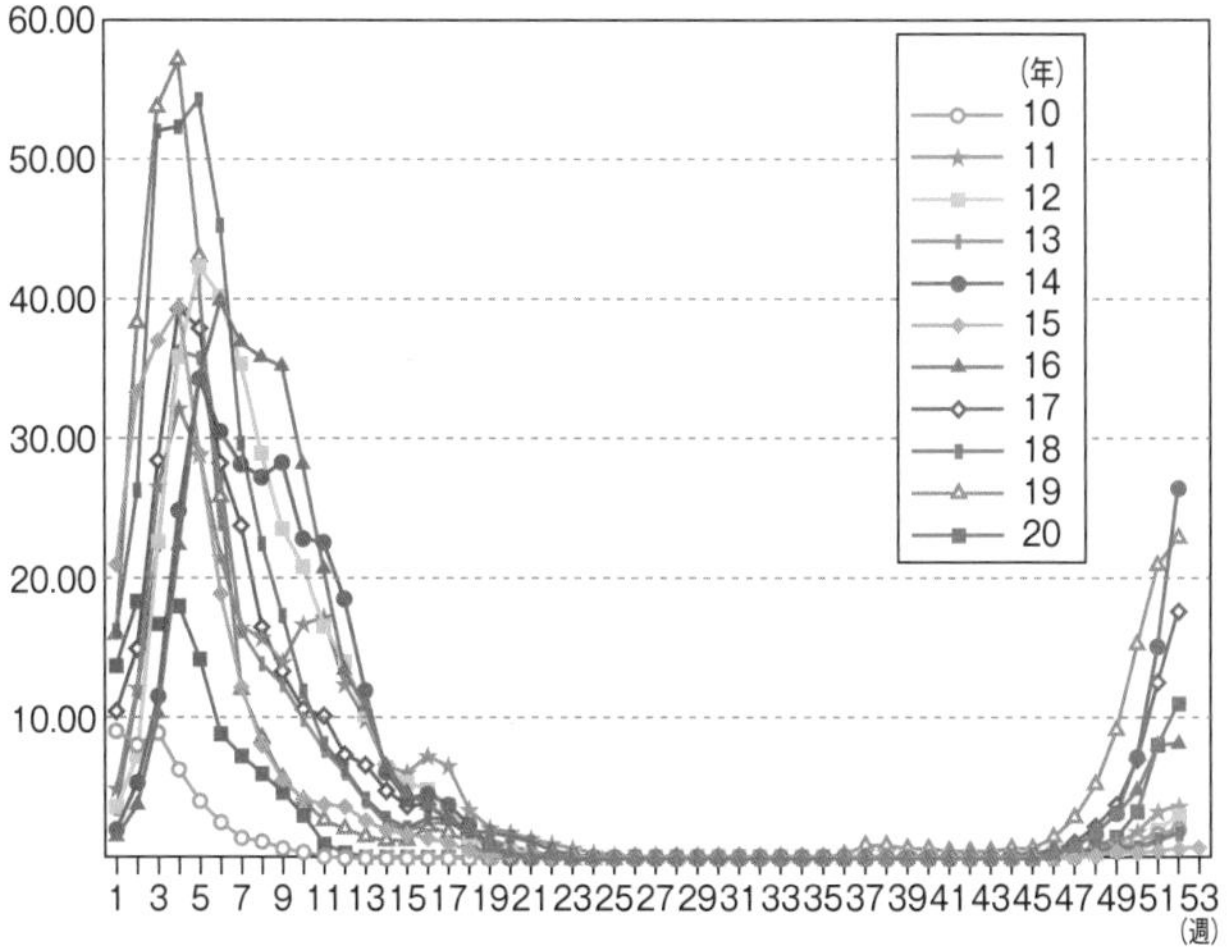

カラー図Ⅴ　hCoV-19のゲノム疫学分析(GISAID)

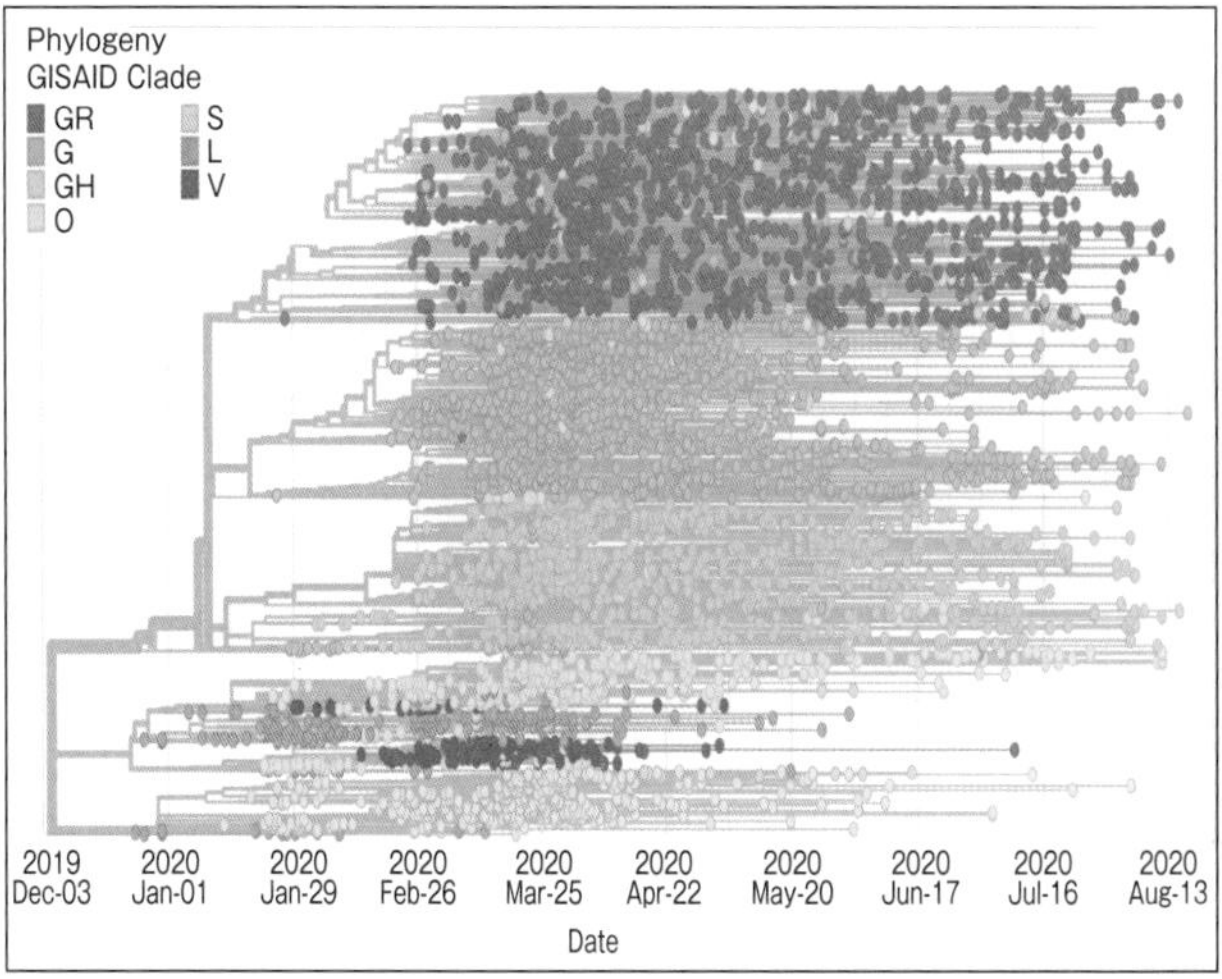

第一章

専門家、マスコミの迷妄を正す

マスク、三密、清潔もウイルスには全く関係ない

小川　先生、よろしくお願いいたします。

上久保　よろしくお願いいたします。

小川　先生は血液内科、腫瘍学の専門家として知られていますが、経歴を拝見しますと、大変幅広い分野でご活躍なんですね。京都大学の医学研究科人間健康科学科で臨床検査総論の講義や実習の単位認定者も五年くらいされている。さらに免疫学の教育では、生体応答解析学、免疫学（免疫学Ⅰ・Ⅱ）についても、単位認定者を通算六年なさり、免疫スイッチ法などのオリジナルな研究歴も重ねておられる。また、血液・腫瘍内科では、免疫不全の様々な感染症に対する臨床経験も、京都大学だけでなく、東京大学、兵庫県立尼崎病院（現・兵庫県立尼崎医療センター）などでなさっています。その上、米国のＮＩＨ（National Institutes of Health）、日本名では国立衛生研究所と呼ばれるアメリカの生命科学の指導官庁で、現在の所長であるフランシス・コリンズ教

授の元で、遺伝子の研究もなさっていた。遺伝子もご専門なんですね。非常に幅広い。その為に、今回の新型コロナウイルス騒動では、先生の御発言は、各方面に多大な反響を呼びました。

また、専門が多岐にわたり、それぞれを覆う強い発言を繰り返されるので、反発や誤解を招いてもいるのではないでしょうか。

まず、この半年、世の専門家やマスコミが主導している「新しい日常」など、数々の方針について、先生から御覧になって、おかしいものはおかしいとはっきり発言していただきたいのですが。

上久保　わかりました。

小川　まずソーシャルディスタンス、三密が、非常に強調されてきましたね。これは、このままいくと、今後もだいぶ日本社会を規制しつづけるんじゃないか。先生のお考えをお聞かせいただけますか。

上久保　わかりました。

三密というのは、密閉、密集、密接を避けるというのですね。しかし、結局のところ、それがホストクラブであれ、今対談しているこのホテルの一室であれ、横に座って、唾が飛んだりするなどということに関して、三密だから直撃して、三密じゃなかったら、ウイルスがあっちを飛んで、当たらなくなる——そういうことは顕微鏡で見る事も出来ない微小なウイルス（コロナウイルスは〇・一μm程度の大きさ：μm〈マイクロメートル〉は、一mm〈ミリメートル〉の一〇〇〇分の一の大きさ）の飛散や感染とは全然関係がないんですよ、これ。家で子どもが横にいて、ご飯を一緒に食べている。三密を避けると言いながら、皆さんレストランに行けば、しゃべっているし、テーブルも触るし、移動する時に体が触れたり、レジでも人と接しお金のやり取りもする。飛ぶものは飛びます。うつるものはうつる。密であれ何であれ関係ないですね。

それと換気。換気したから、唾が窓の方向に向かって、あっちに飛んでいって、当たらなくなるなどということもないですね。座席も一つ空けたからウイルスが飛ばない。一つ空けといたら、ウイルスが人のいない方向へちゃんと飛んでいってくれる、そういうことは絶対ありえない。

小川　唾が飛ぶ範囲であれば、うつるときはうつっちゃう。

上久保　そう。元も子もないようですがうつるときはうつります。電車の中などもう満員ですしね。そこで咳を「ンフン！」とやったら、マスクをしていても、マスクの中からパッと飛んで車中に広がりますよ。

小川　これ、マスクは関係ないですか。

上久保　マスクは関係ないですね。

小川　それはサイズの問題ですか？

上久保　相手にうつすかどうかということ、飛ぶかどうかということになったら、コロナウイルスが〇・一μm程度の大きさで、一般的な不織布マスクの穴は直径約五μmであることとから理屈上通り抜けます。ただ、これを唾として一塊で飛ぶことを考えますと、いくらかは遮断される。だからウイルス量は少しは少なくなると思いますよ。しかし自分がうつるかどうかというのは、マスク着用とは全く関係ありません。皆さん、外を歩いている時は几帳面にマスクされていますが、しょっちゅう付けたり外したりしている。しかも外して、これをレストランや会議室のテーブルにポッと置いて。

小川　ちょっと移動の途中で取って、ポケットに入れて又付けたりしてますね、皆さん。

上久保　ウイルスなんか、誰か感染しているとすれば、もうそこにもここにもいるんです。また色々な種類のウイルスや雑菌があたり一面にいます。それをこうやってつけたり外したりして何度も使っていれば、逆にわざわざ口腔から色々なものを入れているようなものです。入ってくる。

小川　ウイルスを持っている人がクシャミをした場合などは、マスクの着用である程度防げますか。

上久保　これ、テレビでやっていますけど、静かにしていたら飛ばない。しかし、咳を一回バーンとやったら同じことですね。その場合、例えば、豪クイーンズランド工科大学（QUT）とクイーンズランド大学（UQ）の共同研究チームは、「地球に広く分布する常在菌のひとつであり、院内感染の原因菌としても知られる〝緑膿菌〟がヒトの咳やくしゃみによって放出された場合、空中にどれくらい生存するのか」について研究してきました。二〇一四年八月に呼吸器系医学雑誌『Thorax』で、「咳による飛沫は、最長四メートル飛び、四十五分間、空中に残存する」との研究結果を発表しています。

小川　咳の飛沫はマスクでは防げないですね、サイズから言っても。

上久保　そうです。だから、マスクに感染拡大を抑止する可能性があるとすれば、使い捨てにしたときですね。医療関係者が病院の中で、きっちりとしたサージカルマスクをちゃんとすれば、手術のときに飛ばさない、それは感染を防ぎますよ。

でもそれを使い回しした途端に、もう意味はなくなるんです。こうやって無菌処理をしていないそこらの場所にポッと置いた途端に、ウイルスがあれば入ります。

だから感染防止目的でのマスクは、もう唯一、絶対うつさない病院の無菌室の中で一回だけ使う。そして、これを捨てたというときに限り、清潔にすることができるかもわかりません。

小川　それはN95みたいなものですね。気密性の高い高度な医療用マスク。

上久保　そういうことです。手術室で、きっちりと使えば、ウイルスは飛ばさないということに関して、清潔ということはありうる。

小川　今、清潔って、先生、おっしゃいましたね。ファクターXという事、これを山中伸弥教授が言い始められ、感染がすごく爆発した国とそうでない国との違いについて、解明されてないファクターがあるのでは、と主張された。上久保先生の場合、このファクターXは、あとの章でお話しいただきますが「集団免疫」ということになる。ところが、ファクターXについていろいろ言われる中で、いわゆる日本人は清潔で、民度が高いから感染が少なかったという事を、色々な方が仰っています。こういう意味での「清潔」というのは、ウイルスの感染と因果関係って、あるものなんですか。

上久保　それは皆さん、「清潔」という言葉を完全に誤解しているんです。

ウイルス相手の清潔というのは、今申し上げたように手術室で、完全に患者さんのお腹をイソジンで消毒して、殺菌した器具を用いて、ウイルスや細菌を曝露させないという意味です。

小川　無菌室みたいな？

上久保　無菌室での清潔。手術室にほんとうに細菌を入れないで行なう。これを清潔と言うんです。

小川　ウイルスにおいては、という意味ですね。

上久保　そうです。

皆さんが清潔という場合、街中の掃除がきれいにしてあるとか、台所の水回りがきれいとか、そういう事を指していると思うのですが、人間から見て清潔と言ったって、街中どこでも、ウイルス、細菌、いっぱいです。うようよいます。清潔の定義が間違っているんですよ。

小川　例えば東南アジアとか中東諸国より、日本のほうが清潔じゃないかと。

上久保　ええ。

小川　あるいはヨーロッパ人もあんまり手を洗わないけど、日本人のほうが手を洗うし風呂も入る。だからウイルスに感染しなかった……。

上久保　いえいえ（笑）。ウイルスはどっちみちいっぱいいる。

ベトナムなんて、死亡者の報告が殆どありません。でも、ベトナムは、日本よりずっと密集してますよ。いわゆる日本人がイメージする清潔の度合が日本より更に高いなんてことはないと思います。ウイルスの感染を防ぐ意味での清潔なんですかと言えば違うんですよ。カンボジア、インドネシアなんかもそう……。

小川　つまり今回、感染死者の少なかったところが、みんな、清潔で、三密を避けていたかというと、それははっきりと違う。
上久保　密ですよ、アジア諸国なんて。密とか清潔という言葉の定義を、みんな間違っている。

要は免疫のある無しだけ

小川　ウイルスにおける清潔というのは、日常われわれが、きれいな台所だねとか、ちょっと汚いから掃除しなきゃ、あるいは手を洗っていないから、あの人、汚いと。これはウイルスと全然関係ない。
上久保　まったく関係ないです。こう手を洗って、この蛇口に触れた途端にウイルス感染の局面から見れば不潔なんです。実際、手を水で洗って、清潔にして、この手のまま手術しますかって話で、そんな事絶対にしません。人間的な意味で清潔と言ったって、医学の観念でいうと全部不潔です。こんなところで（部屋の中、机を指さす）手術したら、もうみんな、死んじゃいます。

小川　医学的な意味で、ウイルス感染を阻止できる清潔さと、日本が民度が高いから、ウイルスの感染、曝露が少なかったというのは、ずれた議論だということですね。

上久保　そうです。あと、もう一つ、密についても追加で言わせてください。

中国など、実は人口で言えば日本の十倍います。今、四千六百人ぐらいの死者ですね（九月一日）。だから日本に置き換えれば四百六十人ぐらいの死者。日本は千百十九人とされていますから、実は日本よりも少ないくらいです、比率で言うと。武漢以外ではほとんど感染爆発はなかった。

ものすごい密なところもいっぱいありますでしょう。それでも感染死者は増えてない。密というのは幻想なんです。家に帰ったら、子どもとこう抱き合いますよね。これ、密ですね。後で詳しくお話ししますけれども、要は免疫があるかないかだけの話なんですよ、ウイルス感染するか否かと言うのは。免疫があったら、抱き合ったって、キスしたって、悪いことは起こらないです。

小川　要するに、新型コロナウイルス云々以前に、あらゆる菌やウイルスが拡大鏡で見たらうようよしている中に、生物としてのわれわれは、今、生きているわけですね。

上久保　そうです。いっぱい、うようよの中にいるわけです。

小川　今回の新型コロナはですね、獣医の先生によるとネコ・コロナと臨床的な症状がそっくりで、そのあたりの、例えばハクビシンとか、ネコ科から人にうつって、それで人間に広がったのではないかとおっしゃる人もいます。そして実は人からネコ、犬には新型コロナは感染しているようなんです。そのネコやイヌはと言いますと、そこら中、ペロペロ舐めながら散歩している。そして飼い主としょっちゅう接触している。それが日本中で何千万所帯もあります。

上久保　もう黴菌《ばいきん》だらけ。犬も猫もそれをこう舐めまくっている。

ここにウイルス、コロナがいて、そこをペロッと舐めても、免疫を持っていたら大丈夫です。なければ感染する。そういう事です。

県外移動の制限は無意味

小川　もう一つ、七月以来、感染者増がテレビでものすごく煽られて、県を跨ぐ移動をするなと呼びかける都知事や県知事が相次いだり、飲食店の時間制限をしたり、マスコミの煽りが凄まじいですね。夏の観光が台無しになり、観光産業と地方は限界を超えた危機にあります。

この県外移動などについてお考えを少し詳しくお聞かせいただけますか。

上久保　結論から言うと、そうした対策には意味がないし、必要もないと思います。

小川　なぜそう言えるのですか？

上久保　後で詳しく説明いたしますが、私どもが投稿したCambridge Open Engageの論文で、最初期に流行した新型コロナウイルスであるS型とK型、武漢で感染爆発を起こした武漢G型、欧米で流行した欧米G型のそれぞれが日本国内でどう流行したかについて分析しています。S型、K型についてはインフルエンザの流行カーブで記述し、その後、武漢G型、欧米G型に関しては各都道府県のPCRの陽性率を調べて方程式を導き出し、その計算を行い、リスクスコアを出しました。ここでは、リスクスコアと致死率につき、正相関していることを示しました。ヨーロッパの各国、米国の各州でもリスクスコアマップを作成し、同じくPCR陽性率と致死率が正相関していることも示しました（カラー図Ⅱ、Ⅲ参照）。それらで、各々のR0値（Rnought《ノート》あるいはR0《ゼロ》と読む、基本再生産数）、つまりウイルスの感染力を示す基本数値を算出しています。

小川　難しいですね（笑）。後ほどまた詳しく。

上久保　はい。いずれにせよ、私どもがそうやって分析した結果、日本では武漢G型、次に欧米G型に関して集団免疫に達したあと、現在ではH型で集団免疫に達しています。

小川　H型というのはG型が日本で変異したものですか？

上久保　そうです。

また、六月十八日に厚生労働省から各都道府県への通知がありました。この通知以降、他の病因での重症化、死亡例についても、PCR検査で陽性だった場合は新型コロナウイルス肺炎で死亡した感染者として公表するように促しています。そのため重症者や死亡者が増加して見えますが、他の疾病と較べて、特別な措置をとるレベルの

図表1　大阪府新型コロナウイルス死者数(2020/8/1～8/21)

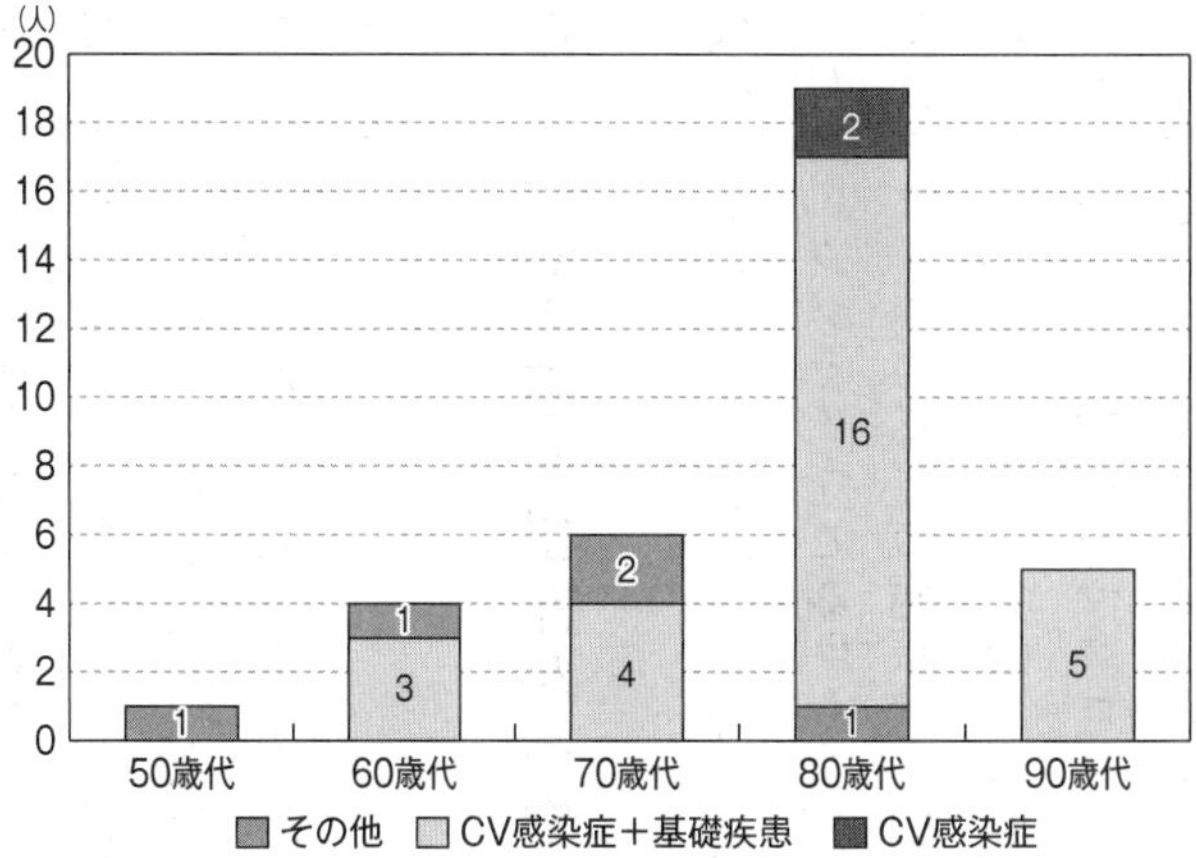

その他(9人):肺炎(1)、誤嚥性肺炎(2)、急性呼吸器不全(2)、真菌症(1)、急性硬膜下血腫(1)、胆管がん(1)、水頭症(1)

〈大阪府ホームページ報道発表資料検索より:8/21時点〉

危険を示しているとは思えません。竹林直紀先生が作成した大阪府における八月の新型コロナ死者の分布グラフがありますが、三十五名死亡とされる内、真に新型コロナウイルスが死因と見做せるのは二名だけです(図表1)。どの都道府県も大差なく集団免疫を達成している。したがって県外移動の制限などは意味がないと思います。

小川　なるほど。実際に移動制限といっても、事実上は三分の一減とか三分の二減で、移動する人はいるわけですから、本当に危険なら感染爆発していなければおかしいですね。

次は、ファクターXに話を進めましょう。有力な専門家が主張するファクターXとして、人種による差があるという説とBCGの接種が自然免疫を高めたという説がありますね。これも政府系の専門家を含めて仰る方が結構多い。BCGは結核の予防接種ですね。自然免疫を高めて、結核に感染しないようにするという理解でよろしいのですか?

BCGも人種も根拠があやふや

上久保　その話をするには免疫の基本的なシステムを理解いただく必要があります。まず免疫のシステムをご説明しますね(図表2)。

細菌やウイルスなどの病原微生物が我々のからだの中に入ってくると、免疫反応をおこしますが、まず自然免疫、次いで獲得免疫という二段階で働きます。

自然免疫は、好中球やマクロファージといった細胞がまず細菌やウイルスを食べるような形でやっつけようとします。そして樹状細胞と呼ばれる細胞を活性化します。

図表2　免疫のシステム

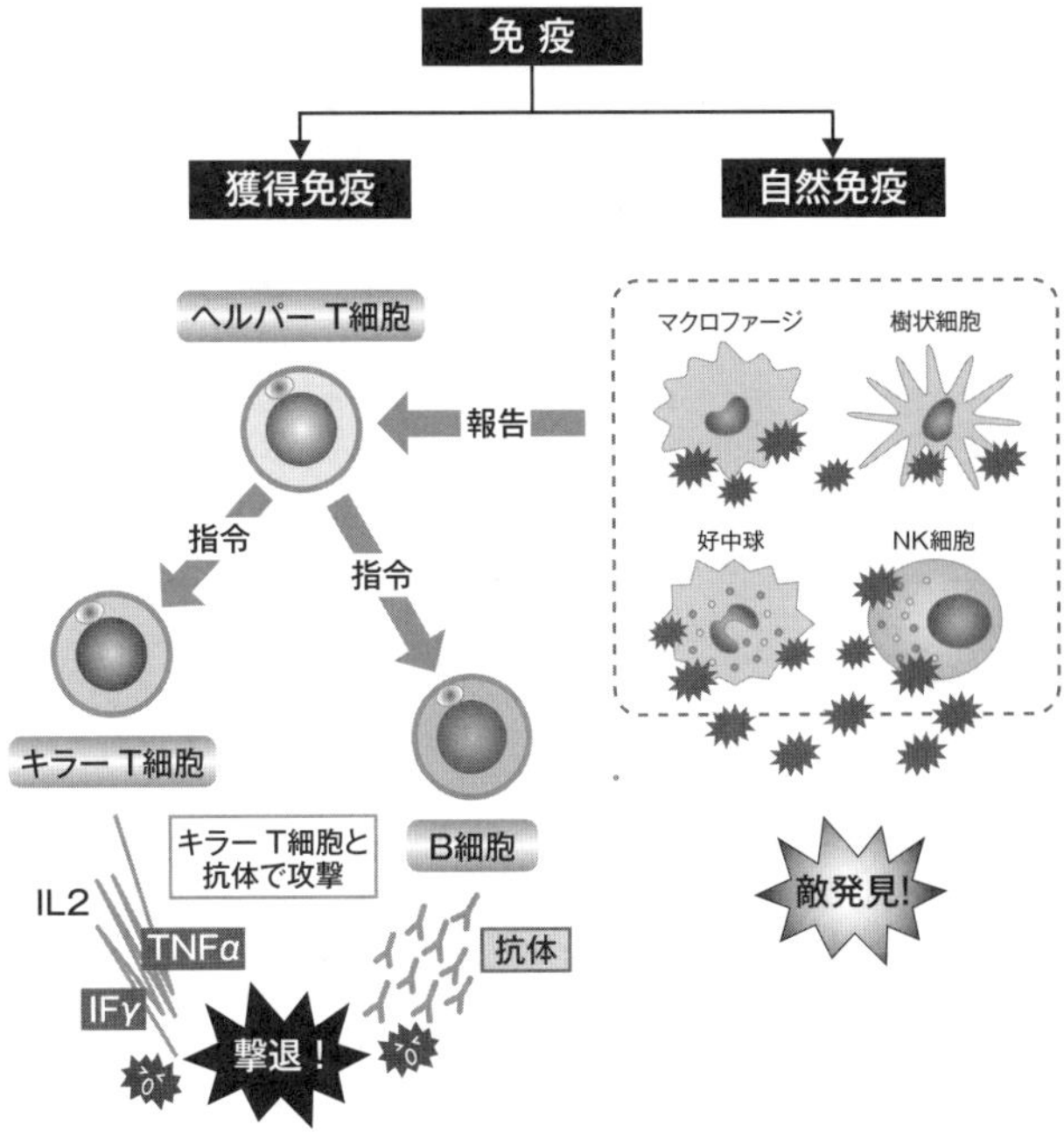
免疫
獲得免疫
自然免疫
ヘルパー T細胞
報告
マクロファージ
樹状細胞
好中球
NK細胞
指令
指令
キラー T細胞
B細胞
キラー T細胞と
抗体で攻撃
IL2
TNFα
IFγ
撃退！
抗体
敵発見!

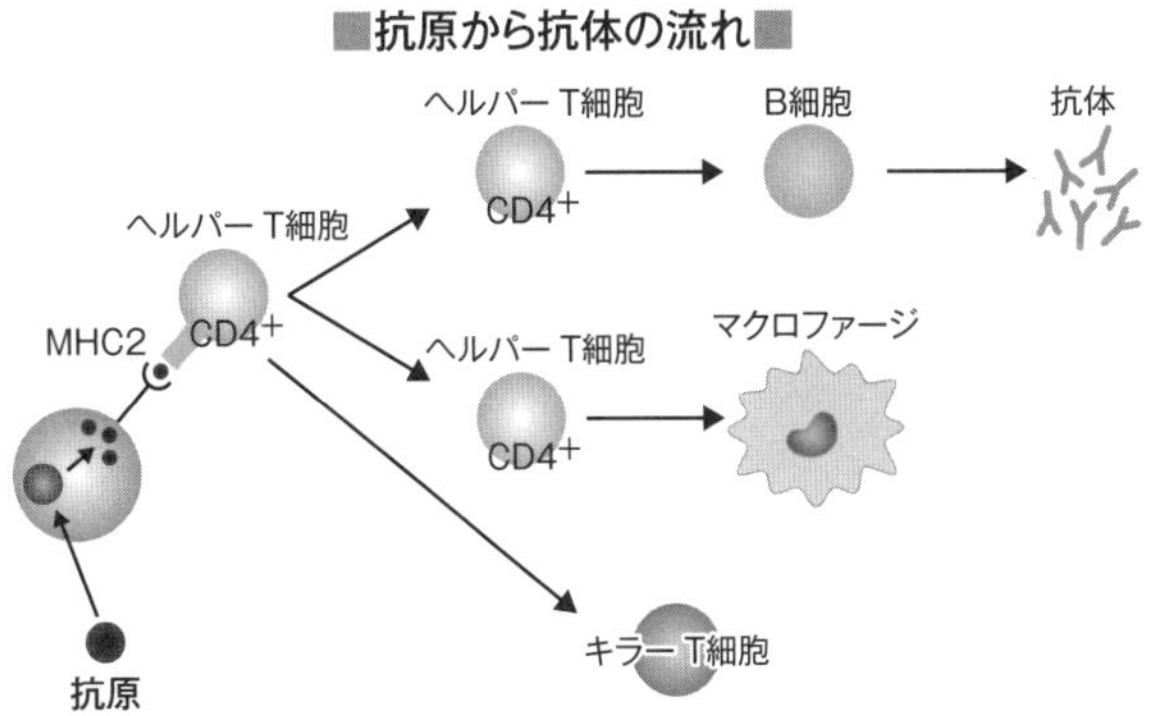
■抗原から抗体の流れ■
ヘルパー T細胞
CD4+
B細胞
抗体
ヘルパー T細胞
CD4+
MHC2
ヘルパー T細胞
CD4+
マクロファージ
キラー T細胞
抗原

好中球やマクロファージ、それによって活性化された樹状細胞は、病原微生物を食べて消化し、その成分を細胞の表面に出して、T細胞と呼ばれるリンパ球に「こんなのが入ってきたよ」と詳細に提示します。

こうして病原微生物の詳しい情報を知ったT細胞が、集中的にピンポイント攻撃したり、B細胞という抗体をつくるリンパ球に指令を出して、抗体をつくらせます。こうしてT細胞とB細胞の極めて詳細な情報で病原微生物をやっつけるのが獲得免疫です。

このような「自然免疫→樹状細胞→獲得免疫」という流れが免疫反応の骨格です。

BCGは、結核菌の予防のためのワクチンですが、結核菌だけではなく、様々なウイルスなどの外敵を区別することなく非特異的に感染防御する「自然免疫」を上げると言われています。そこでBCG接種をして自然免疫が高い国での新型コロナの被害は少ないのではないかという説が出てくるわけです。確かに自然免疫の考え方は魅力的です。私も調べてみました（図表3）。しかし、BCGが新型コロナウイルスに有効だという説そのものは、イスラエルの研究で一つ、否定されています（JAMA.

2020;323(22):2340-2341. doi:10.1001/jama.2020.8189)。しかし、それに対してそんなことはないと言う人もいる。ＢＣＧ接種の株には、日本株、Russia株、Sweden株、Denmark株など第三世代までありまして、株によって新型コロナの感染に有効な株があると言う人もいます。

ＢＣＧは、実験室で長期間培養を繰り返すうちにヒトに対する毒性が失われて抗原性だけが残った結核菌です。しかしＢＣＧ株が各国で培養を繰り返されているうちに変異して、有効性がある株やない株に差が出てきているのではないかというのですね。

そこで、今回も、ＢＣＧワクチンの株によって何か差があるのではないかという声が上がっているわけです。

その可能性は無きにしもあらずなのですが、私はどうもＢＣＧではなさそうに思います。と言うのも、オーストラリアは、ＢＣＧをここ何十年やっていません。それなのにオーストラリアの死者は長い間大変少なかった。このところ、六百五十七人（九月一日現在）と増加しており、人口当たりの死者数が日本の二・五倍になっていますが、それでも欧米の死亡率と較べると桁が一桁低いわけです。株の違い以前にＢＣＧをしていないのに死者が少ない。逆にフランスやイギリスなど21世紀に入るまでBCG接種していた国でも多くの死者が出ています。

そして又、オーストラリアは白豪ですよね、ニュージーランドは多民族国家ですが、二〇一三年の国勢調査では、ヨーロッパ系が七四・〇%もいる。それでも殆ど感染死者が出ていない。ですから人種も関係ないと思いますよ。

小川　そうすると、このオーストラリアは分りやすい例で、BCGをやっていないのに、死者が少ない。しかもアジア人のDNAはコロナに強いけど、白人が弱かったんじゃないかという説に対しては、オーストラリアは白人なのに死者が少ない。どちらの説に対しても有力な否定根拠になりますね。

上久保　東アジア諸国の人種は似ているとは思いますよ。でも、インドネシアとか、カンボジアなど南方になれば、人種は明らかにわれわれと違います。インドも違います。

小川　アーリア系も含まれてくる。

上久保　カザフスタンなども人種は違います。

図表3　世界のBCG接種状況

地域	BCG接種状況
アジア諸国	現在基本的に全員接種。
オーストラリア	1980年半ばに全員接種停止。
ニュージーランド	1963年から段階的に全員接種停止。
イスラエル	1982年に全員接種停止。
アフリカ諸国	現在基本的に全員接種。
中南米諸国	現在基本的に全員接種。
エクアドル	全員接種なし。
アメリカ合衆国	全員接種なし。
カナダ	全員接種なし。
東欧諸国	現在基本的に全員接種。
西欧諸国	現在全員接種なし。
スウェーデン	1975年に全員接種停止。
デンマーク	1979年に全員接種停止。
スペイン	1981年に全員接種停止。
スイス	1987年に全員接種停止。
ベルギー	1989年に全員接種停止
オーストリア	1990年に全員接種停止。
アイルランド	1996年に全員接種停止。
ドイツ	1998年に全員接種停止。
フランス	2004年に全員接種停止。
イギリス	2005年に全員接種停止。
フィンランド	2006年に全員接種停止。
ノルウェー	2009年に全員接種停止。
チェコ	2010年に全員接種停止。
ポルトガル	現在基本的に全員接種。
ギリシャ	現在基本的に全員接種。

人種の問題でなく、中国と近いところ、沿岸地域というのは全部、死亡者が少ないのです。

小川　では人種は関係ない？

上久保　断言はしません。精査していったらいいと思うんです。充分精査して、もし人種でなかったと分れば、それは一つの大きな発見です。ポジティブデータなんです。付け加えますと、ブラジルはＢＣＧをやっていますが、世界第二位の死亡者数ですし（約十二万人）、日本では、七十五歳以上の方は、ＢＣＧを法律的にはなさっていないし、実際にもなさっている方はほとんどいない。しかし、欧米の七十五歳以上の方は、日本人の七十五歳以上の方の死者数より百倍も多いです。色々と考えますと、ＢＣＧはあまりメインでないような気がするのです。勿論、そういうのも調査はすべきですよ。

「集団免疫」を否定したがる人たち

小川　調査はどんどんすべきだ。

上久保　どんどんする。はっきり証明できたと言えるファクターを増やしてゆく事に意義があります。

小川　そのあたり、まだ始まったばかりですね。例えば私も色々な科学者とお話をしてご意見を聞く中で、上久保先生の集団免疫モデルに疑問をぶつけてくる方が多数おられます。建設的な議論ができればすばらしいと思うんです。先生も、お答えする責務がありますね。ところが先生は精密な論文を英語で提出されていて誰でも読めるんですが、不思議なのは、抽象的に「仮説じゃないの？」というだけで、具体的、理論的、方法論的な批判があまり見受けられないように感じています。対抗理論もゼロですし。

特に、八月十三日に村上康文東京理科大学教授による抗体の定量検査システムが発表され、日本人は免疫を充分獲得しているのではないかと実証された後も、議論が盛り上がらない。この抗体量検査については後で改めて解読して頂きますが。

上久保　分りました。

小川　ほかに、自分はこれをこう調べたと、疫学でも、ウイルスでも、ゲノムの情報でも、自分は徹底して解析したんだ。あるいは今、先生がおっしゃったように、ＢＣ

Gについて数理モデルで追求した人がいればどんどん具体的な話を世に問うべきでしょう。

上久保　そうなんです。ゲノムも充分調べたらいいと思うし、ＨＬＡについても調べたらいいと思う。

小川　ＨＬＡとは何ですか？

上久保　ＨＬＡ（Human Leukocyte Antigen＝ヒト白血球抗原）は、最初は白血球の血液型として発見され、頭文字をとってこう呼ばれています。しかし、発見から半世紀以上を経て、ＨＬＡは白血球だけにあるのではなく、ほぼすべての細胞と体液に分布していて、組織適合性抗原（ヒトの免疫に関わる重要な分子）として働いていることが明らかになっています。そのため、このＨＬＡの違いによって、コロナウイルスに強い免疫を持っている人がいるのかどうか？　とか考えられているわけです。それでＨＬＡを調べてみようというプロジェクトがあります。

小川　なるほど。そうしたプロジェクトがあるのであれば、実証研究の結果を一つ一つ打ち出していただきたいですね。

上久保　マスクについても私は否定的に考えていますが、効果を言いたい専門家は、きちんと調べたらいいんですよ。そこで結果を見せていただいて、互いに検証しあってゆくべきだと私は思います。

小川　そうですね。それに心理的な安心でマスクをしたいというなら、それはそれでいいのですしね。

上久保　検証の結果、ＨＬＡの違いがありました。ゲノムの違いがありました。人種の違いがありましたということであれば、私はその結果を認めます。

しかし、集団免疫は違うのではないかと漠然と言われても、根拠がないです。

小川　今までのところね。

上久保　われわれは国際的な科学論文の発表機関で、査読されていないプレプリントという形ではありますが、インフルエンザの流行カーブを元にして今回の感染状況をすべて説明しているわけですから。

第二章

コロナウイルスとは何か

ウイルスとは？　細菌とは？

小川　第一章では、先回りして現在の「新しい日常」についてのお考えを伺いましたが、二章からは議論を丁寧に積み上げてゆこうと思います。
まず新型コロナウイルス以前に、そもそもウイルスとは何かという一番基本から伺いたい。

上久保　ウイルスは、感染力のある微生物の一つです。微生物というのは、肉眼では見えない非常に小さな生き物のことですね。菌類や原虫なども微生物です。ウイルスはこうした微生物の中でも最も小さなものです。
ウイルスは、自分で増殖能力がなく、細胞を持たない構造体で、他の生物の細胞を利用して自己を複製させます。遺伝子は持っていますから生物的な面と非生物的な面を持っている。それが人類など生物の細胞に入り込み、病原体となる事があります。ウイルスは人間とともに共生してきて、もとからあったものです。

小川　どのぐらいのもとなんですか？

上久保　地球ができ生命が誕生したときから生命と共生をしてきた。ウイルスがなかったことはないんです。細菌もなかったことはない。

小川　細菌もウイルスも。

上久保　ええ。ですから、今、まったくゼロのところから、ウイルスが入ってきたということではなく、コロナウイルスにしても、インフルエンザにしても、太古から人類と共生して、感染の波を繰り返してきたものです。

小川　なるほど、ウイルスと細菌と共生してきた。簡単にいうと、この二つはどう違うんですか。

上久保　細菌も微生物の一種です。一つの細胞しか持っていないため単細胞生物と言われます。ウイルスも微生物ですが、細菌よりずっと小さい。また、細菌には細胞があり、分裂して自己増殖しますが、ウイルスは細胞を持たず、自己増殖機能がありません。自力で栄養を摂取してエネルギーを生産することもしません。

小川　自力では生きていけないのですね。

上久保　そうです。ウイルスは他の生き物の細胞内に入り込み、その力を借りて自らを増殖させるのです。ウイルスが細胞に侵入すると感染します。ウイルスにあるNタンパク、これは遺伝情報であるRNAというものからなりますが、そのウイルスRNAが細胞の中で複製されて、増殖して、細胞の中でウイルスが増えるのです。

小川　ヤドカリみたいなものですね。

上久保　自力では存続できず、他の生物の細胞を「宿主」にするという点ではそうですね。先に触れたように、細菌とウイルスではその大きさも全く違います。ウイルスは大体細菌の十分の一から百分の一くらいの大きさです。

細菌は顕微鏡で見えるけれども、ウイルスは電子顕微鏡でないと見えない。ウイルスが発見されたのは、細菌よりもだいぶ後です。ですが、人類に発見されたのが最近だったというだけで、ウイルスそのものは遥か昔から生物と共存してきたのです。

小川　要するに、まず、ウイルスと細菌と人類は最初から共生している。ほかの動物も含めてですね。

上久保　人類の歴史は、感染症に脅かされてきた歴史です。十三世紀のハンセン病、十四世紀のペスト、十六世紀の梅毒、十七世紀のインフルエンザ、十八世紀の天然痘、十九世紀のコレラと結核、二十世紀に入ると、ヨーロッパを中心にインフルエンザなどの大流行が起こり、その後も世界各地でエボラ出血熱、エイズ、腸管出血性大腸菌感染症など「新興感染症」が発生し、人の移動が活発になると世界的な広がりを見せます。さらに、二十一世紀になるとSARS（重症急性呼吸器症候群）や新型コロナウイルスによる肺炎といった新興感染症が大流行し、現在も世界中の人々を脅かしているのです。

そうした中で、科学の発達に伴い、細菌やウイルスの研究も進化してきました。細菌の発見自体は十七世紀です。一六七六年にアントニ・ファン・レーウェンフック（一六三二～一七二三）によって発見されました。

小川　細菌というのは、われわれが知っているのでは、どんなものがありますか？

上久保　たとえばサルモネラ菌、ブドウ球菌など、食中毒を引き起こす細菌がありますね。病原性の大腸菌で有名なO‐157もそうです。インフルエンザ桿菌《かんきん》というのもあります。インフルエンザは、ウイルスと細菌両方あります。

小川　なるほど。
上久保　インフルエンザ桿菌、ＭＲＳＡというブドウ球菌。それらは細菌というカテゴリーです。
小川　ウイルスのほうは？
上久保　例えばエイズの原因であるＨＩＶウイルス、子宮頸がんの原因となるパピローマウイルス、ヘルペスウイルスなどが代表例でしょう。
小川　ペストやコレラは？
上久保　細菌です。一八五〇年代のロンドンで、コレラの感染が井戸の水を介して起こっているということを発見し、疫学的に証明したのが、「感染症疫学の父」とされるジョン・スノウ（一八一三～一八五八）という人です。
それも当初は誰も信用してもらえなかったけど。
小川　コレラ菌そのものはまだ見つかっていなかったんですね。ペストはどのようなものですか。
上久保　ペストはネズミなどを介して起こったものです。致死率が非常に高く、十四世紀に起きた大流行ではペストで一億人が死亡したと推計されていて、これは当時の世界人口約四億五千万人の二二％にあたります。

小川　細菌によって、そういう感染症が起こるというのが、はっきりと医学的にわかったのは、いつ頃の学者によるんですか？

上久保　例えば北里柴三郎（一八五三～一九三一、一八九四年にペスト菌を発見）、ベーリング（エミール・アドルフ・フォン・ベーリング、一八五四～一九一七、北里と共にジフテリアの血清療法を開発）など、そのころやっと血清学、細菌などわかってきました。野口英世（一八七六～一九二八）の時代は細菌までしかわかっていなかったんです。

小川　コッホ（ロベルト・コッホ、一八四三～一九一〇）というのは何を明らかにしたんですか。

上久保　コッホは炭疽菌、結核菌、コレラ菌の発見者ですね。

小川　最初はそういう細菌がわかってきて。

上久保　顕微鏡しかなかったですからね。で、電子顕微鏡ができて、ウイルスというものが目に見えるようになった。

小川　それはかなり最近の話ですか。

上久保　ウイルスの存在がわかってきたのは、十九世期の末ごろです。一八八五年に狂犬病のワクチンを開発したルイ・パスツール（一八二二〜一八九五）は、狂犬病の病原体を見つけることができず、顕微鏡では見えないほど小さい病原体があると推測していました。一八九二年に、他の細菌学者が、細菌を通さない小さな孔を持つフィルターを用いた実験で、このフィルターを通過する病原体の存在を突き止め、これがウイルスと名付けられました。そして一九三二年、ドイツで発明された電子顕微鏡によって、初めてウイルスが人類に姿を見せたのです。

小川　で、その中で、ウイルスというものが、大変危険な病気の原因にもなるけど、ずっと、共生しつづけてもきた。

上久保　そういうことですね。

小川　それが周期的に人に大幅に感染したり、鎮まったりしてきた。これは人間にとって、好ましい・好ましくないと言ってもしょうがないかもしれませんが、何か生物の大きなメカニズムとして存在する。

上久保　そういうことです。ずっと共生して存在してきたということになります。私達が今回発見した疫学理論が正しいとすれば、周期的に、コロナウイルスが非常に多くなれば、インフルエンザが抑制されるというような形のことが太古から繰り返し生じてきたと思われます。例えば暖かい地域では、インフルエンザの流行は夏でも起こる。ですから、実は気温というのは、あんまり関係ない。ウイルスが仮に外に出たときに、熱い鉄板の上なら死にます。ウイルスや細菌が熱に弱いのは確かです。冬のほうが生きやすい。しかし、うつるか、うつらないかについては、接触で起こることですから必ずしも気候は関係ない。

十年に一度くらいスパイクが変異する

小川　ところで、ウイルスにも大別して二種類あるのですよね？

上久保　はい。生物の遺伝子、ゲノム核酸には、ＤＮＡとＲＮＡがあり、簡単に言いますと、ウイルスは、ゲノム核酸としてＤＮＡを持つＤＮＡウイルスと、ＲＮＡを持つＲＮＡウイルスに分けられます。

ＤＮＡは人を含むあらゆる生物の遺伝情報を保持して伝える分子ですが、このＤＮＡに突然変異が起こった時に、生物はそれを修復する機能を持っています。ＤＮＡウイルスも、増殖する過程で生じたＤＮＡ複製のミスを修正する機構が備わっているため、変異が比較的起こりにくいウイルスです。たとえば天然痘ウイルスはＤＮＡウイルスなので、一度開発したワクチンが長期に渡って効果を発揮し、天然痘を撲滅することができた。

それに対して今主題になっているインフルエンザウイルスやコロナウイルスはＲＮＡウイルスで、このＲＮＡは誤ったコピーが発生しやすい、つまり変異が起こりやすいのです。コロナウイルスは、常に変異と増殖を繰り返して、徐々にマイナーチェンジしながら生き延びてきました。

小川　ＤＮＡウイルスより変異しやすいのですか。

上久保　ＲＮＡウイルスは大変変異しやすいです。

例えば、インフルエンザウイルスではこの変異が人の一千倍の確率で起こっているといわれています。さらに、増殖するスピードが速く、一個のウイルスは一日で百万個以上に増殖します。

一度、インフルエンザにかかったのに、何度でもかかることがあるのは、このように変異したインフルエンザウイルスに感染するからです。

小川　非常に変異を伴いやすい。だから何度も掛かる。

上久保　インフルエンザとコロナに関してはそう言えます。

小川　変異が生じると繰り返し感染するというのはどういう理由からでしょう。

上久保　図表4をご覧いただきたいのですが、ウイルスには、スパイクタンパク質と言って、棘みたいなものがある。一方人間の中の組織のACE受容体が、鍵と鍵穴の関係になっています。コロナウイルスの構造は、N抗原など中心部と、ACE受容体とくっ付くスパイク部分に大別されます。今回、新型コロナで起きたのは、スパイクの変異です。それでACE受容体にくっ付きやすくなったのです。

小川　なるほど、変異で今までより感染力が強くなった、受容体とくっつきやすくなったと。そういう事は初めてなんですか？

上久保　いえ、今までもおそらくスパイクには十年に一度くらいに変異が入ってきているのだと思われます。

小川　十年に一度ぐらいですか。根拠は何かあるのですか？

上久保　コロナの場合、過去に充分な研究がないのです。

ＧＩＳＡＩＤという遺伝子情報のデータバンクがあるのですが、その設立は二〇〇八年です。これは、インフルエンザウイルスのゲノムデータへの主要な情報源で、コロナについても非常に詳しいゲノム情報、変異情報が掲載されています。二〇一七年にＧ20保健大臣会合により、世界的な健康への重要性が認められました。この頃からようやく、世界的な科学イニシアチブが出来て、インフルエンザウイルスやコロナウイルスのゲノムデータにアクセスして、遺伝子解析によって変異を調べることができるようになった。逆に言えばそれ以前のデータは殆どない。

しかし例えばスペイン風邪の大流行は一九一八年から一九二〇年にかけてで、推計で千七百万人から一億人が亡くなったとされています。大変幅のある見方しかできないけれど、当時の総人口が二十億人程度ですから、膨大な数の方が亡くなったのは間

図表4　コロナウイルス感染の仕組み

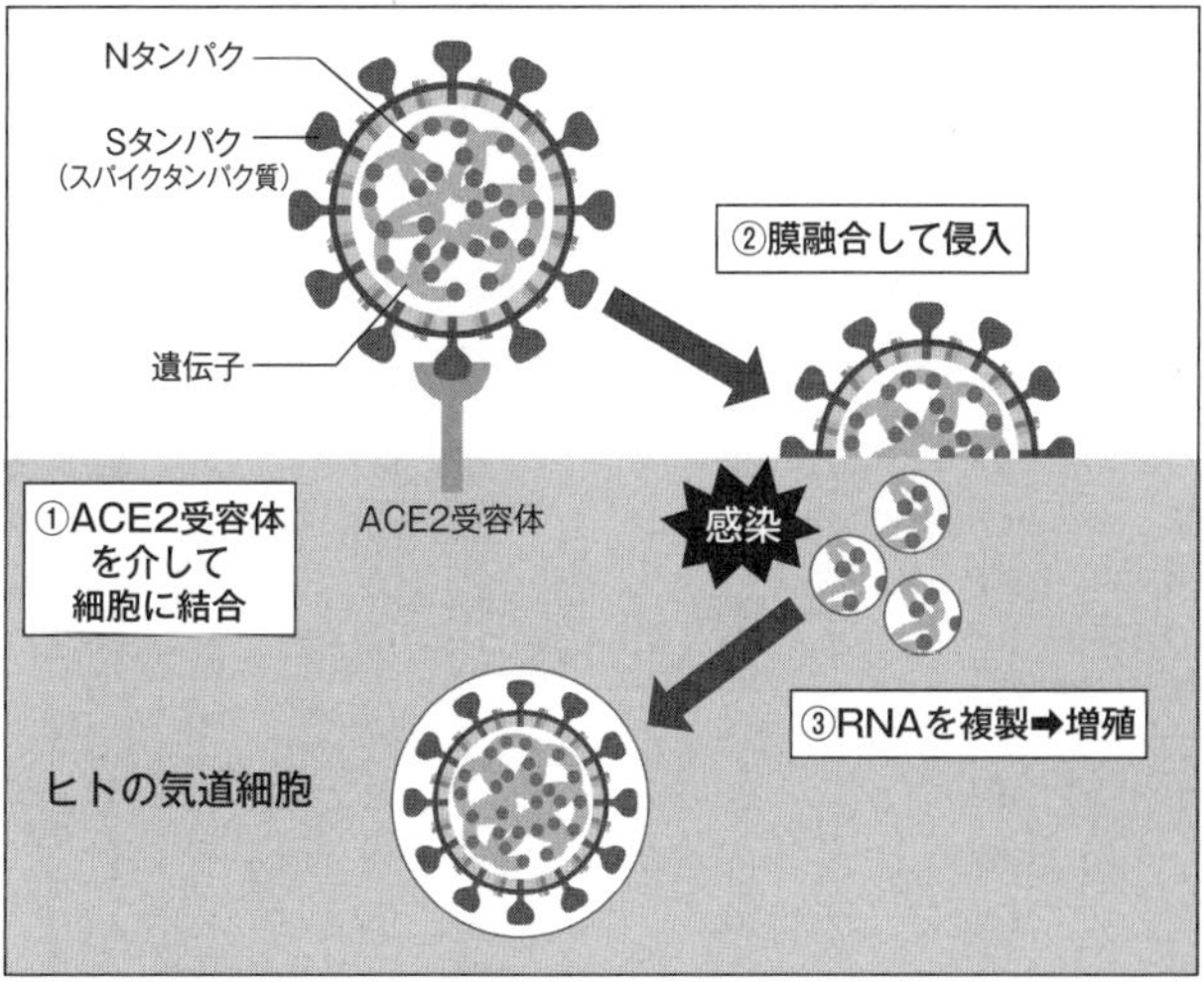

違いありません。今考えるとこれは新型インフルエンザ、つまりインフルエンザの変異だと思われます。近年ですとSARSが二〇〇二年、MERSが二〇一二年、新型コロナが二〇二〇年ですから何かの形で周期性を追尾できるかもしれません。

コロナはもともと無症候の風邪

小川　まあ、インフルエンザもコロナも風邪ですね。風邪は人類の歴史上、ずっと続いてきた。その中で大変悪性の流行り病の記録が確かに何年かに一度どの国の歴史書にも出てきます。

上久保　そうした記録が変異の時でしょうね。変異が生じて、例年より深刻化するという現象はずっとあったのですよ。その中で記録がはっきりしている最初の例が先程出したスペイン風邪です。

小川　スペイン風邪の死者は大変なものでした。だから、今回のコロナウイルスも一部で、すわスペイン風邪の再来かと危惧されたわけです。世界中の行き来はあのころの一千倍、一万倍だと思いますし。しかし、結果からみると、今回の新型コロナウイルスの流行は、スペイン風邪どころか、例年のインフルエンザの死者数である五十万人から百万の間に収まる程度で今年の波がほぼ収束したように見えます。

武漢で感染爆発した映像を見た我々は、ひょっとしてこの新型コロナは、エイズ、エボラなど最近のRNAウイルスの最も恐ろしいもののような危険性があるのでは、と最初思ったわけです。例えばエイズなどは、治療薬があっても、やはり極力罹らないようにしようと思う。エボラなどは下手したら村が全滅するまで感染が進む。

しかし結局、感染の推移をみてゆくと、こういうものと今回の新型コロナは全く異質だったように見えます。

上久保　今の段階で見る限り、そうした危険な変異に至る事はなかったようですね。コロナというのは、もともと無症候の風邪なんです。ちょっと症状が強く見えるときもあるし、まったく症状に気づかないときもあるのです。今回の変異はそうしたコロナの範囲内のものだったように思われます。

小川　コロナというのは元々無症候が多いんですか。

上久保　そうです。ですから、私みたいに結構元気な人間は、ちょっと半日ぐらい熱が出たら、「あれ？　微熱かな」とか「風邪だったかどうかわからないけど体調が今一つだな」みたいな感じで済む場合が大半です。一方、少し体が弱い方だと、二、三日、熱が出る。コロナは、そういう幅のあるものですが、ほとんどが無症候なんです。

小川　しかし先生、図表5を見ると、新型コロナはＳＡＲＳやＭＥＲＳと同じベータコロナウイルス属、これを見ると怖ろしいと思ってしまう方も出ますね。

上久保　ここは難しいところなんです。これは主に遺伝学的に分類されているもので、私はコロナ科全体で、そんなに毒性や感染力に差があるかどうかについては懐疑的です。あくまでエボラ熱などとは違うのではないか。これほどの世界的パニックが起きてしまった以上、今後コロナウイルスについては徹底的に研究がなされるべきでしょう。

少し難しくなりますが、私の考えをご説明しますね。

SARS（severe acute respiratory syndrome：重症急性呼吸器症候群）は、二〇〇二年十一月に中国広東省で発生して、二〇〇三年七月末までの約九カ月の間に全世界三十二カ国において、死亡者七百七十四例を含む八千九十六例の発症例（致死率九・六％）があり、高齢者や基礎疾患の存在が高致死率のリスク因子とされました。日本における発症例はなく、二〇〇三年七月五日にWHOにて流行の収束宣言がなされています。

SARSは、二～十日程度の潜伏期間を経て、突然の発熱、震え、筋肉痛、下痢などのインフルエンザのような症状から発症します。発症者のおよそ八〇％において症状は改善しますが、急速に肺炎やARDS（急性呼吸窮迫症候群）になり増悪する方もいたので、肺炎についてはCOVID-19とよく似ていました。

MERS（Middle East Respiratory Syndrome：中東呼吸器症候群）は、十年後の、二〇一二年六月に急性肺炎後に腎不全を起こし死亡したサウジアラビア人（六十歳）から

図表5　コロナウイルスの種類（分類）

コロナウイルス科（オルソコロナウイルス亜科）

アルファコロナウイルス属

アルファコロナウイルス罵
ヒトコロナウイルス229E（風邪）
ヒトコロナウイルス63（風邪）
ブタ伝染性胃腸炎ウイルス（胃腸炎）
ブタ伝染性下痢ウイルス（胃腸炎）
イヌコロナウイルス（腸炎）
ネコ伝染性腹膜炎ウイルス（致死性血管炎）
コウモリコロナウイルスHKU6（不明）

ベータコロナウイルス属

SARSコロナウイルス（肺炎）
MERSコロナウイルス（肺炎）
2019年新型コロナウイルス（肺炎）
ヒトコロナウイルスHKU1（風邪）
ヒトコロナウイルスOC43（風邪）
マウス肝炎ウイルス（肝炎）
ウシコロナウイルス（腸炎）
ウマコロナウイルス（腸炎）
イヌ呼吸器コロナウイルス（風邪）
コウモリコロナウイルスHKU4（不明）

ガンマコロナウイルス属

ニワトリ伝染性気管支炎ウイルス（気管支炎）
シロイカコロナウイルス（不明）

デルタコロナウイルス属

ブタデルタコロナウイルス（胃腸炎）
コウモリコロナウイルスHKU16（不明）

報告が始まり、中東への渡航歴のある方に発症しうる病気とされました。二〇一七年のWHOの報告によると二千七十例の方が発症しており、うち七百十二名が亡くなっています。二〇一七年七月現在まで、日本における発症例の報告はありません。

MERSの場合、感染後四日〜十四日くらいの潜伏期間を経て発症すると考えられています。主な症状は発熱や、せきなどの呼吸器症状であり、やはりインフルエンザの初期症状に似ています。一部の患者さんでARDS、腎不全を含む多臓器不全や敗血症ショックをともなう場合もあります。

共同研究者の高橋淳先生は、MERSは元々、感染が広がりにくいウイルスで、集団免疫に達するレベルまでの流行は起こりえないし、SARSは流行が世界的に広がったものの不顕性感染がほとんど無く症状が強いため、症状が出てからしか他人に感染しないため、隔離による感染拡大防止が有効だったとお考えです。

小川　いずれも無症候感染がないので封じ込められた、と。

上久保　ええ。私はその可能性もあると思うのですが、実はSARSやMERSでも集団免疫は否定できないと思っているんですよ。

小川　それは興味深いお考えですね。しかし大変大胆に聞こえます。

上久保　でも、報告されている症状や特徴は、一般的な風邪でみられるものなんです。ＳＡＲＳやＭＥＲＳとして特別視してみると、いかにも症状が特徴的と思われるかもしれませんが、風邪をひいて肺炎になって入院した場合、肺炎治療中に、筋肉痛も、発熱も震えもありますし、重症になった場合、特に高齢者なら腎不全から多臓器不全になったり、敗血症性ショックになったりすることは多々あります。

それに、ＳＡＲＳやＭＥＲＳの時は全世界で今のようなＰＣＲ検査をやっていなかったのではないでしょうか。まして今回のように、渡航制限を全世界的に行うようなことはやっておらず、世界中に無症候の感染が拡大していたと考えた方がコロナ科ウイルスの感染力一般から考えると自然なのではないか。したがって、私は、あくまで推測とは言え、ＳＡＲＳとＭＥＲＳも集団免疫説をとりたいと思います。

小川　そうすると、ＳＡＲＳやＭＥＲＳにせよ、今回にせよ、科学の精度が上がった結果、コロナ科ウイルスを拾い上げすぎ、恐怖し過ぎているのかもしれないという事になる。

上久保　大体、風邪全般について、実は非常に研究が手薄なんです。だから私も勿論ですが誰も確かな事は言えない。しかし一つ言える事があります。今回のように無症候でパンデミックが起こると、見えない敵ですから、どこまでも恐怖が拡大してしまう。今回そういう現象が起きたのです。

むしろ逆に、エボラのように非常に強烈な、感染したら即わかるというもの。それは止められるんです。隔離して、止めたらいい。

小川　感染したらすぐ分るものは逆に防ぎようがあるという事ですね。

上久保　もう出血しちゃって、即死状態という……。すごく劇的なものだし、致死率も非常に高い。だからエボラのウイルスは消えちゃうんですよ。

小川　激烈なもの、症状が恐ろしいウイルスは、もし自分が罹ったらいちころだけど、現代のように医療や行政が発達した時代には防御する様々な道がある。

上久保　隔離したら、それで消えてしまうんです。

だけど、コロナのようなものでは隔離しようがない。症状は出にくいし感染力もやたらに高い。ビル・ゲイツも言っていましたけど、最もパンデミックで怖いのは、症状がないものです。それがいつ、どれだけ広がったかが、まったくわからない。気がつかないうちに、もう上陸している。それが今回のようにスパイクの変異が起こって、次の章で理由を説明しますが劇症化例が増えたりするとパニックになり易い。

小川　そうすると、今回、世界中でパンデミックの様相を呈しました。しかし無症候だったり、軽微な症状ということは、コロナウイルスそのものは、今までも毎年、何百、何千万人、うつっている。世界で言えば数十億人が罹患を続けてきた。

上久保　でも気がついていない。

小川　ほとんど気がついていないというようなことが、例えば夏風邪で、ちょっと具合が悪くなるというように生じる。

上久保　そうです。コロナウイルス性の風邪ですね。軽い夏風邪などは、コロナですね。そんなもので今までＰＣＲ検査などしませんから、コロナと言わないできただけです。

小川　いちいちＰＣＲしないで、寝て治していた。

上久保　はい、別に隔離もしませんね。ちょっと風邪気味と言って、休んだり、風邪の症状が出ているのに平気で人に会ってますでしょ。診療所に行ったら、冬は風邪の人ばっかりですしね。

小川　確かに診療所に行って、風邪薬を貰って、そして……。

上久保　普通に帰宅してます。

小川　そうじゃない人も、付き添いで行ったら、自分でうつってきちゃう。

上久保　そうです。風邪の人の横にいればうつりますね。だからそういうことは普通にあって、別にみんな気にしていなかったのです。それで、ちょっときつい症状になったら、寝込んでいました。それだけのこと。

小川　そうすると、ここで、さらに基本の確認なんですけど、風邪と言われているものの多くがコロナウイルスという認識でいいのですか？

上久保　夏風邪とか言われているものはコロナです。

それ以外に、冬のお腹にくるものはロタウイルスとか、ノロウイルスとか、下痢をおこすようなものがありますね。しかし一般的に風邪の上気道症状のケースは、コロナが多いです。でも、誰もＰＣＲして調べてこなかったですから、正確な事は分りようがありません。言うまでもなくワクチンもしていない。

それ以外に、夏風邪では小児が多いですけど、ヘルパンギーナや手足口病はコクサッキーウイルスです。これらは血液で抗体検査したり分泌物で抗原検査をします。咽頭結膜炎（プール熱）も同じく採血で抗体検査と、分泌物なら抗原検査ですね。

小川　冬の風邪ですと、インフルエンザと一般の風邪に分けて考えますね。

上久保　一般の風邪では、代表がコロナウイルス、他にライノウイルスやRSウイルスなどがあります。こうした風邪でも特別な検査はなく、インフルエンザだけ検査をしますよね。

しかしインフルエンザもPCRはしていません。PCRは時間がかかりますし、インフルエンザの場合は、イムノクロマト法といって、抗原抗体反応といった免疫的な迅速の検査法が確立しています。インフルエンザウイルスの血液検査では、確定診断となるウイルス抗体価検査がありますが、そこまで調べる医者はほとんどいませんよ。

小川　歴史上の文献で多くの人が風邪症状で亡くなった記録なんかはインフルエンザだったのでしょうね。

上久保　そうですね。昔は打つワクチンもなければ、お薬もなかった。だから結構、インフルエンザで亡くなる人がいたのは間違いありません。

六十五歳以上のコロナ死亡率は一万人に〇・三人

小川　歴史の史料を見ていくと、例えば京都の市中が、もう死体だらけになったというような、その疫病の流行というのは、数年置きに必ずありますし、高熱が出て皆死んじゃうというような、例えば平清盛の熱病なんかは……。

上久保　インフルエンザの可能性はありますね。あるいはコロナでスパイクに変異が入ったときに起こる場合もあったかもわかりません。

小川　今からは病理学的に確定しようがないけれど、それが今回みたいな例なのかもしれないですね。

上久保　しかし、申し上げたいことは、今、日本での新型コロナでの死亡者の数が約千三百人くらいとした場合に、日本の人口は一億二千七百万人ぐらいです。死亡者の多くの比率を占めている六十五歳以上の人口は、だいたい三千五百八十万人です。では、その三千五百八十万人のうち、今回の新型コロナウイルスの死亡率はどの位かというと、これは一万人中の〇・三人です。

ですから、われわれ、病院で当直とかしますと、極めて稀な死因と言うほかないのですよ。

小川　先生はラボの研究者であると同時に血液内科のお医者様として臨床に立たれてきたのですね。ここは大切なポイントでしょう。ウイルスや感染症だけの専門家だけだと臨床経験がない。その場合、どうしても病気の実態を知らない。

上久保　今、病棟はみてないですけど、私はもともと血液内科医で、感染症が専門です。白血病の治療などをしていました。だから感染症が起こる現場で臨床経験を積んできた。白血球をなくしますから、感染症が起こる。そこで感染症のコントロールを私はやってきたのです。

小川　その上、先生は、先程もお伺いしましたが、検査の教育、単位認定もされてきた。先生が専門外の事で過激で軽率な発言をしているような批判が散見されます。ネット上で、先生に食ってかかるような批判をされるお医者さんもいますけれど、私から見ると先生は今回の件では、最も総合的な見地を持てる幅広い研究者、臨床医のように見えます。

そこで、先生の議論に対する根強い反発には、私から見ると、大きな議論の土俵の食い違いがある気がするのです。それはこれから先生に詳しくお話ししていただく、集団免疫理論にしても……。個人の中の免疫機能だけを見ますとそれなりに化学的に還元できますね。抗体は検出できますし、T細胞やB細胞についても、測定が全く不可能というわけではない。

上久保　でも、集団免疫という考え方は、生命システムのマクロの現象を見るわけでしょ。パンデミックのこの世界の動態を解明できる専門家というのは、誰もいないんです。

小川　大きな感染が始まります。そして、感染者数というのは、実はエボラなどに比べて、ほんとは全くわからない。無症候が多すぎてわからない。

上久保　誰もエビデンス本位で正確な事は分らない、分りようがない現象なのです。

小川　疫学と言うのは、病理学で明確な答えが出るのを待っていては社会政策を決定できない中で出てきた、いわば政策医学でしょう。それを可能な限り緻密な数値モデルとして先生と高橋先生が出した時に、仮説だからダメだ、病理学的に証明してみろというのは、議論の土俵が違うんですよ。

しかも、体内の免疫、抗体を調べれば、全部事態が解明できるのか。

上久保　マクロの現象としてのパンデミックはわからないですよ。

ウイルスと人類の間にはシステムが存在する

小川　わからないですね。現象が大きく、複雑で、病理的に隅々まで事態を把握なんてできていないのだから。

同じウイルスで二月から五月まで世界中でたくさん人が亡くなったわけです。しかしピークアウトした国は殆ど死亡者が出なくなります。アメリカは、三月から五月上旬までに十二万人亡くなりました。通常、アメリカでは、インフルエンザで、ひと冬、二万から多くても八万人ぐらい。ですから三カ月かそこらで十二万人亡くなったら、これは大変な死亡者数ですね。

上久保　はい。

小川　それだけの人間を二カ月で殺すようなウイルスがいたわけです。

上久保　そうですね。

小川　ところが、その後の同じ期間で死者は三万五千人、これでも多いけれど、死因の数え方に疑問もありますし、保険診療のないアメリカで貧困層の死者がなかなか減らないという問題があるでしょうが、それも今やほぼ収束しました。

上久保　そうですね。

小川　そうすると、私が、多くの科学者が、議論の土俵を間違えている気がするのは、集団免疫について証拠を出せと。

しかしね、数カ月前には人をあれだけ殺していたのに、今、ほとんど人が亡くならない。しかしウイルスはいる。ＰＣＲをやれば出てくる。すると今もウイルスがいるのに人は殆ど亡くならない。そうしたら、ここに何かウイルスと人類のあいだでのシステムがなければ、こんな現象が生じるはずがない。

上久保　システムがあるんです。

小川　私はマクロでみた場合には、この感染カーブ（流行曲線）の死亡者推移こそがエビデンスではないかと考えます。

　ところが、死者・重症者の感染カーブを病理的に確定診断を付けて公表する事もせずに、陽性者の数だけ強調して、秋からまた第二波が起こるかもしれないとマスコミで危機を煽り続けている専門家がいる。

上久保　そちらにこそ何の根拠もありません。

小川　逆にそんなことを言ったら、永久に言い続けられる。コロナはエボラと違って消えないのですから。

上久保　その方達がなぜそれを第二波と言っているかというと、スペイン風邪で、第二波がありました。第一波が大きく来て、第二波はやや小さい、それが又第三波で大きくボーンと来たというのがあったから、第二波が来ると思っている。でも、そこに解析の理論がない方ばかりです。「感じ」で言っておられるだけですね。

小川　先生の場合、次章で詳しく伺うように、エピカーブをデータ解析で予測して来られたのを私は三月からよく知っていますし、今後も予測が可能だと言う。

上久保　計算できます。それは高橋淳先生が精力的になさっていますが、どれだけで収まるかというのはかなりのレベルで予測できる。

小川　そのあたり、いつまで経ってもこないウイルスの危険を叫びながら、失業者を増やし、倒産を増やし続ける事態を止められない専門家の「科学」とは何だろうと思ってしまいます。

上久保　ええ。彼らにとっては、私が楽観的な見通しを申し上げるのが無責任なのかもわかりませんけど、逆に、死者が殆ど増えていないのに、死ぬかもわからないじゃないかと言う方がよほど無責任だと思いますね。中小企業が倒産し、観光産業は壊滅、地方経済がどん底になる。ＪＡＬやＡＮＡも危ない。ＧＤＰが一％下がると自殺者が二千四百人出るとされている。ものすごい数の自殺者が出る可能性がきわめて高いですね。それに対して責任を持てるのか。

第三章
上久保―高橋「集団免疫説」とは

ピークを過ぎると死者数がつるべ落としに

小川　私はもちろんウイルスや医学の専門家どころか、全くの門外漢なんですが、いろいろな専門家のレクチャーを受け、国のための協力を仰ぐ中で、上久保モデルに注目し、今回の対談に結実する事になりました。

本章では、いよいよ、今、大きなトピックとなっている上久保―高橋モデル、集団免疫とは何かについてお話いただきましょう。

上久保　はい、わかりました。

小川　まずは先生と高橋先生の結論から言うと、集団免疫が達成されて、初めてコロナウイルスの感染拡大、重症者・死者が殆どいなくなるんだという考えですね。

上久保　そうです。まずは七月十四日時点での、ヨーロッパの人口百万人当たり新型コロナウイルス死者数推移のグラフを見て頂きましょう（カラー図Ⅰ。幌医科大学フロンティア医学研究所ゲノム医科学部門のトラジェクトリー解析を、ナチュラル心療内科竹林直紀医師が再解析、上久保靖彦に提供)。

これを見ると、ヨーロッパでは全ての国がピークアウトして、現在収束に向かっています。

最初の死者が出てからの約一〜三週間は、ロックダウンの時期に関係なく、このグラフに出ている欧州の全ての国(ロックダウンをしていないスウェーデンも含め)が、ほぼ同じような弾道軌跡(トラジェクトリー)で増え続けています。グラフには含まれていませんが、北米のアメリカとカナダも同じようなパターンです。最初の一〜三週間で人口百万人当たり約十人の死者数に達した後は、早期にロックダウンした国から順に収束に向かい、一週間毎の死者総数も少なくなる傾向が認められます。例外として、ベルギーはオランダより早くロックダウンしていますが、人口百万人当たりの死者総数は最も多くなっています(図表6)。

最も遅くロックダウンしたアイルランドは、比較的早くにロックダウンしたオランダとほぼ同じ弾道軌跡をたどってます。ロックダウンをしていないスウェーデンも他の国と同様に収束しつつありますが、人口百万人当たりの死者総数はイタリアと同じぐらいになっています。ロックダウンするしないに関係なく、ウイルスの感染拡大と収束のパターンが決まっていて、ピークアウトします。

人口百万人当たりの一週間毎の死者数が最大になるまでの日数は、一カ月から一カ月半です（図表6）。最初の死者が出てから一〜二週間の初期の死者数の急速な増加パターンは、一部を除き他の地域の国々では日本同様、ヨーロッパ諸国ほど高い山にはなっていません。後でご説明しますが、「抗体依存性感染増強（ＡＤＥ）」のような特殊な免疫反応が、欧米の死亡者数の増加に関与している可能性が高いと私は考えています。

小川　カラー図Ⅰは、結論を一言で言うなら、今回の新型コロナウイルスは世界各国において、死者の数に大きな差がありますが、あるピークまで行くと、必ず突然、つるべ落としのようにバタッとなくなるという事を示している。

上久保　そうです。はい。

小川　すべて、この死者数の積み上げのカーブが最後は九十度のようにバーンと消えていく。余りにも煩雑になるのでグラフから省いていますが、アジア諸国ではより小

図表6　1週間毎の死者数が最大になるまでの日数（人口100万人当たり）

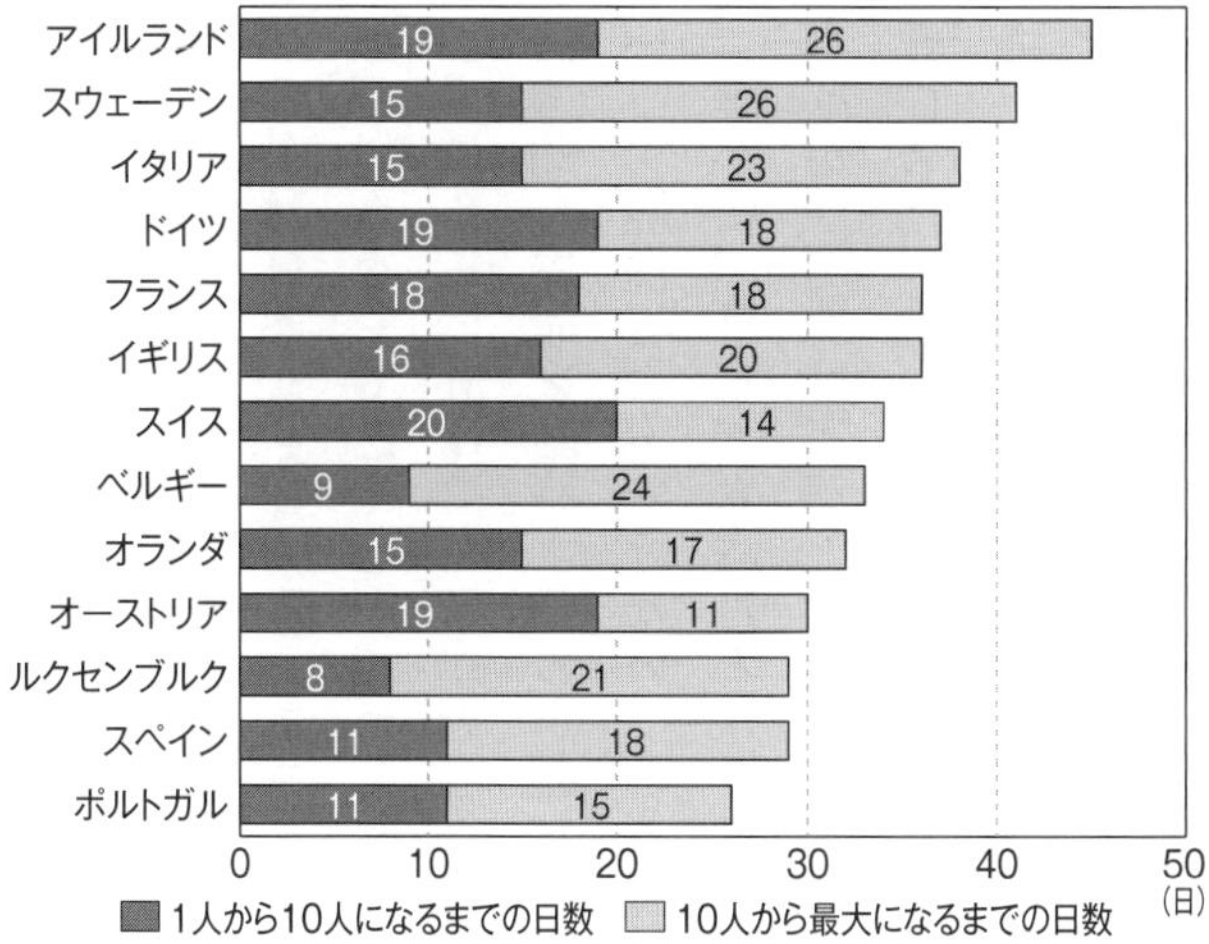

さな死者数で、同じようにつるべ落としのパターンが見られます。

上久保　アジア諸国の数値はいずれもヨーロッパより小さいですが、このヨーロッパだけを見ても収束するまでの期間に大きな差がありますね。それは世界各国でロックダウンして、「flatten the curve」（曲線を平たくする）と言いますが、医療のキャパシティーを超えないように、感染伝播を緩やかにしようとするわけです。平たい山になる代り、感染伝播期間は長引き、死亡者がなくなるまでの期間も長期化します。

小川　八月になっても死者数が落ちず、

増加が止まらなかった国もあります。南米諸国のブラジル、メキシコや後になってから急増しているインドなどですが、それはどう御覧になられますか？

上久保　国によってまだ集団免疫に達していないのだと思います。もしくは達していても、ＥＣＭＯ（extracorporeal membrane oxygenation＝体外式膜型人工肺」）や人工呼吸器の数が足らなくて亡くなっているなど、各国別の詳細は検討しないとまだわかりにくいですね。ＥＣＭＯや人工呼吸器の数が不足すると、重症の方が、欧米、日本のように何週間も生命を維持するのが難しい事例が出てくる。また、院内感染などが続出している可能性も否定できない。これらは実際に検証しないとわかりません。

小川　確かに、日本でも六月十八日付で厚生労働省の新型コロナウイルス感染症対策推進本部が、陽性反応が出た人は、病理所見で他の死因とされる方でも全て新型コロナの死亡者に加算しろと指示していたり、医師会から病理所見についての圧力がかかったりと、新型コロナについては情報が非常に怪しい状態に置かれたままですからね。世界でも冷静な議論が出来る状況にまだなっていないと言えるのでしょう。

さて、確認しておきたい事が二点あります。まず、どの国を見ても、ある段階で急激にピークアウトしているという事。ここにはメカニズムがあるのではないか。次に、同じパターンは踏んでいるものの死者数に非常に大きな差が出ているという事。アメリカやブラジル、ヨーロッパではイタリア、スペイン、フランス、イギリスなどが軒並み多数の死者を出していますが、発祥の中国を始め、日本、韓国、オーストラリア、ASEANなどの死者は明らかに少ない。

このメカニズムはなぜ生じたのか。一章で取り上げたファクターXですが、それを山勘やあてずっぽうでなく、数理モデルとして解析したのが上久保―高橋理論ですね。

コロナのウイルス干渉でインフルエンザが激減

上久保　まず、結論から申し上げますと、日本はもう大半が感染し終わって、免疫を持っているという状況になって久しいと私どもは考えています。

なぜそう言えるのか。

我々は、前にご紹介したGISAIDを解析して、変異が世界でどういう風に展開してゆくかを明らかにしました。これは学術雑誌に投稿しています。『Ｎａｔｕｒｅ』への一回目が二〇二〇年の三月十九日、二回目が四月十五日、『medRxiv』は三月二十二日の投稿です。四月十六日に改訂しました。『ＮＥＪＭ』でＵＳＡが危ないと書いたのは三月二十四日、Cambridge Open Engageは五月二日に最初のバージョン、六月二十日に改訂版を投稿している。

当初、中国の研究者が、祖先型のＳと発展型のＬという変異を指摘していました。ゲノムの情報がない段階ではそれを信じて議論を組み立てる他なかったのですが、ＧＩＳＡＩＤで詳細が明らかになったので、我々は、それを解析して、Ｓ型からＫ型へのより明確な展開を明らかにしました。

小川　それは先生方が遺伝子情報の変異に対してＳとかＫとか名称を付けられたという事ですか。

上久保　はい。そのとおりです。我々が名付けました。

専門的に申しますと、変異の表記はＤＮＡレベルでの記載法、タンパク質レベルでの記載法で、各々、置換、欠失、重複、挿入、挿入と欠失の組合せの場合があり、詳細が定められています。しかし、我々はインフルエンザ流行カーブの解析によって世界で始めてパンデミックを解明したという自負から、通称を名付けたわけです。初期型を先駆け（sakigake）＝通称S型、日本のインフルエンザ流行曲線が大きく欠ける事態を生じた為（kakeru）＝通称K型、世界に拡大した変異をGlobal＝通称 G型と命名し、少しオリジナリティを出した。変異の記述法については、論文（http://varnomen.hgvs.org/）に詳細が記載されています。

小川　なるほどそういう意味合いを持って名付けられたのですね。

上久保　ええ。その上で変異の展開をこれからご説明しましょう。

中国や日本などは、すべてS型とK型でまず集団免疫に達していたのですが、そこで武漢にG変異が起こった。武漢でパニックが起きたのは武漢のG変異です。

そこから欧米でも変異が入りまして、欧米のG型になります。だから順番としては、S型、K型、武漢G型、欧米G型となる。日本では、海外からの渡航者が途切れないまま、段階的にすべて感染者数が上がっていって集団免疫に達した為、被害が少なかった。逆に欧米ではこのうちのK型が入らなかった為、免疫の達成に大きな問題が生じて、被害が拡大した。

大きく言うとそういう考えです。

小川　なぜ、そうしたメカニズムを明らかにできたのですか？

上久保　インフルエンザの流行カーブとの相関性を見出したのがきっかけなんです。日本では二〇一九年から今年の春にかけてのインフルエンザ感染が例年に比べ圧倒的に少なかった（図表7）。

なぜ、こんなに例年に比べてインフルエンザの感染が少なかったのか。

小川　なるほど、二〇一七、一八年に比べて、一九年が大変少ないですね。

上久保　そうでしょう。

小川　そしてくびれがある。

上久保　そうです。くびれがありますね。図表8（92頁）を見ていただくと分かりますがこのインフルエンザの流行カーブが十二月二十三日の週に小さくくびれていますね。これはS型が入って来た時のウイルス干渉だと考えます。

小川　ウイルス干渉とはどういうものですか。

上久保　ウイルス学における干渉（interference）とは、複数のウイルスが同じ人、細胞に感染しようとしたときに、ウイルスの増殖を互いに抑制しあおうとする現象を指します。いずれかのウイルスが吸着に必要なレセプター（受容体）を占領したり、破壊したりすることで、それ以外のウイルスが吸着することができなくなることもありますし、また、どちらか一方のウイルスが感染して、それによって獲得されたT細胞免疫によりサイトカインが放出され、他方が感染できずに排除されるという事もあります。そうした一連の仕組み、メカニズムが「干渉」です。

小川　それは定説ですか。新しいお説なんでしょうか。

上久保　インフルエンザとコロナのウイルス干渉については既にマウスでは知られています。またインフルエンザと非インフルエンザ呼吸器系ウイルスとして、RSV（呼吸器の感染症の原因であるRSウイルス）とライノウイルス等のウイルス干渉は知られています。ただ、インフルエンザとヒトのコロナウイルスの間でのウイルス干渉はまだ報告がありません。我々が初めて疫学的に証明していると思います。

小川　なるほど。ウイルス干渉自体は既に知られているが、今回のケースをそう見た

図表7　2017年～2020年　インフルエンザ流行曲線

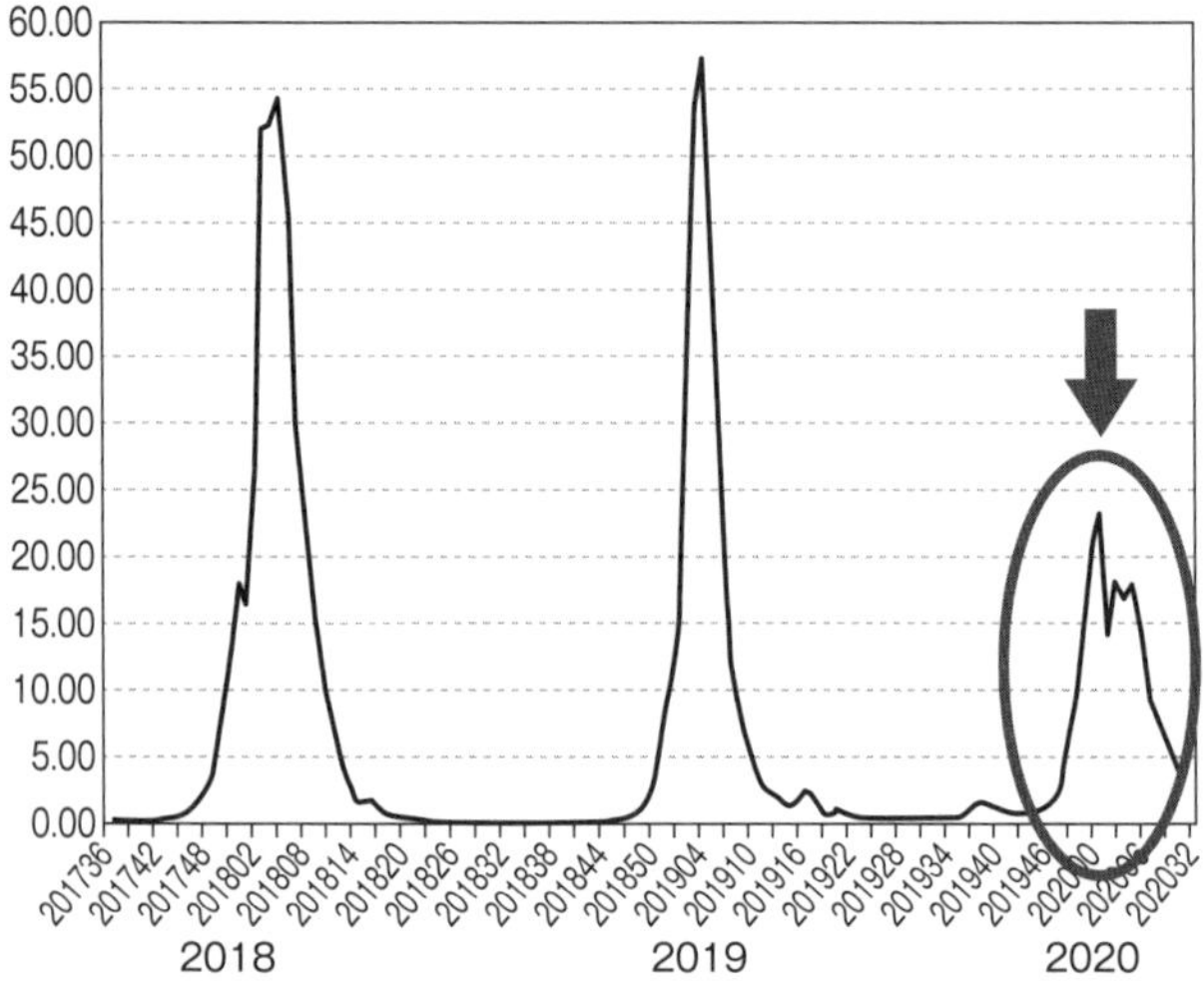

のは先生方が初めてというわけですね。確かに、今年のインフルエンザの流行カーブを見ると、各県で驚くほど同じパターンのくびれが、全て同じ週に生じていますね（図表8）。こんな奇妙な現象が各県でばらつきなく生じるのは確かに強力な原因がなければならないとは、私のような素人でも感じます。それで、この小さい方のくびれがS型が中国から入った影響だとすると、大きくカーブを止めてしまう方はどういう事になりますか？

上久保　この大きくインフルエンザの流行を止めた方はK型が中国から入った時期を示すと考えます。インフルエンザのカーブが強く抑制されていればいるほど、K型が充分に入ったことを表わすのです。私達は、いつS型が上陸して、いつK型が入り、インフルエンザを抑制したかを、インフルエンザの流行カーブを解析することによって捉えました(図表9)。

小川　このインフルエンザのくびれがウイルス干渉である事、そうした相関性が新型コロナとの間で生じているというのは仮説に過ぎないという批判があります。その点についてはどうお考えになりますか。

上久保　そうした批判は度々頂戴します。たしかに、これは世界中誰も試みた事がない。しかし、コロナウイルスは、その多くが無症候者間の感染ですから、いつ上陸して、どう展開したかは、他の方法では追跡しようがありません。そうした全く暗中模索の状況に対して、インフルエンザとの相関性を利用して一定の手掛かりを与えようとしたのが私たちの方法論です。

小川　なるほど。コロナウイルスは無症候が大半だというお話は前章で伺っていますね。確かに、そうすると、感染の状況を実際問題として把握することは不可能なわけだ。

図表8　SARS-CoV-2傾向曲線

大きな波の前の小さな偏差を持つ都道府県のトレンド曲線

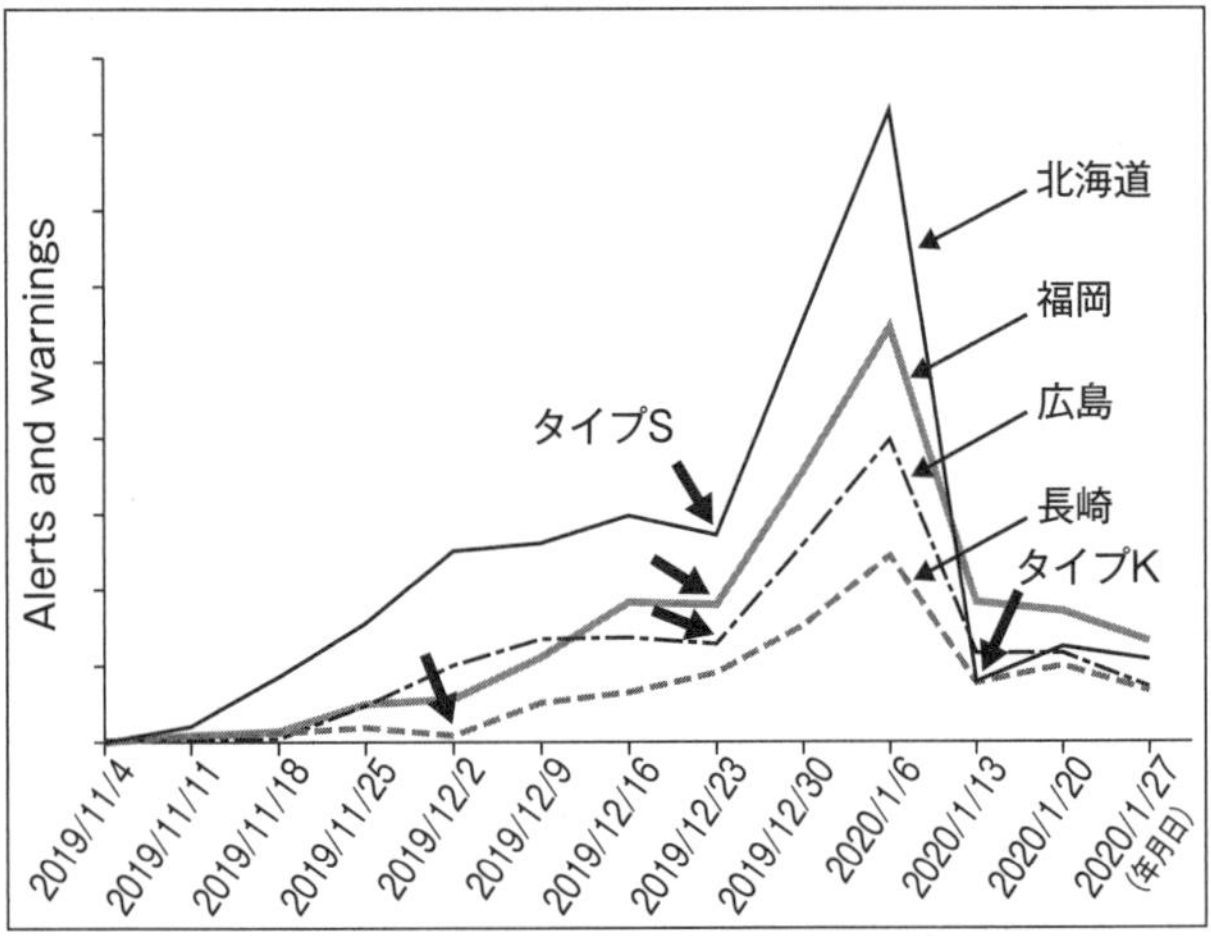

図表9　インフルエンザへのウイルス干渉と集団免疫説のしくみ

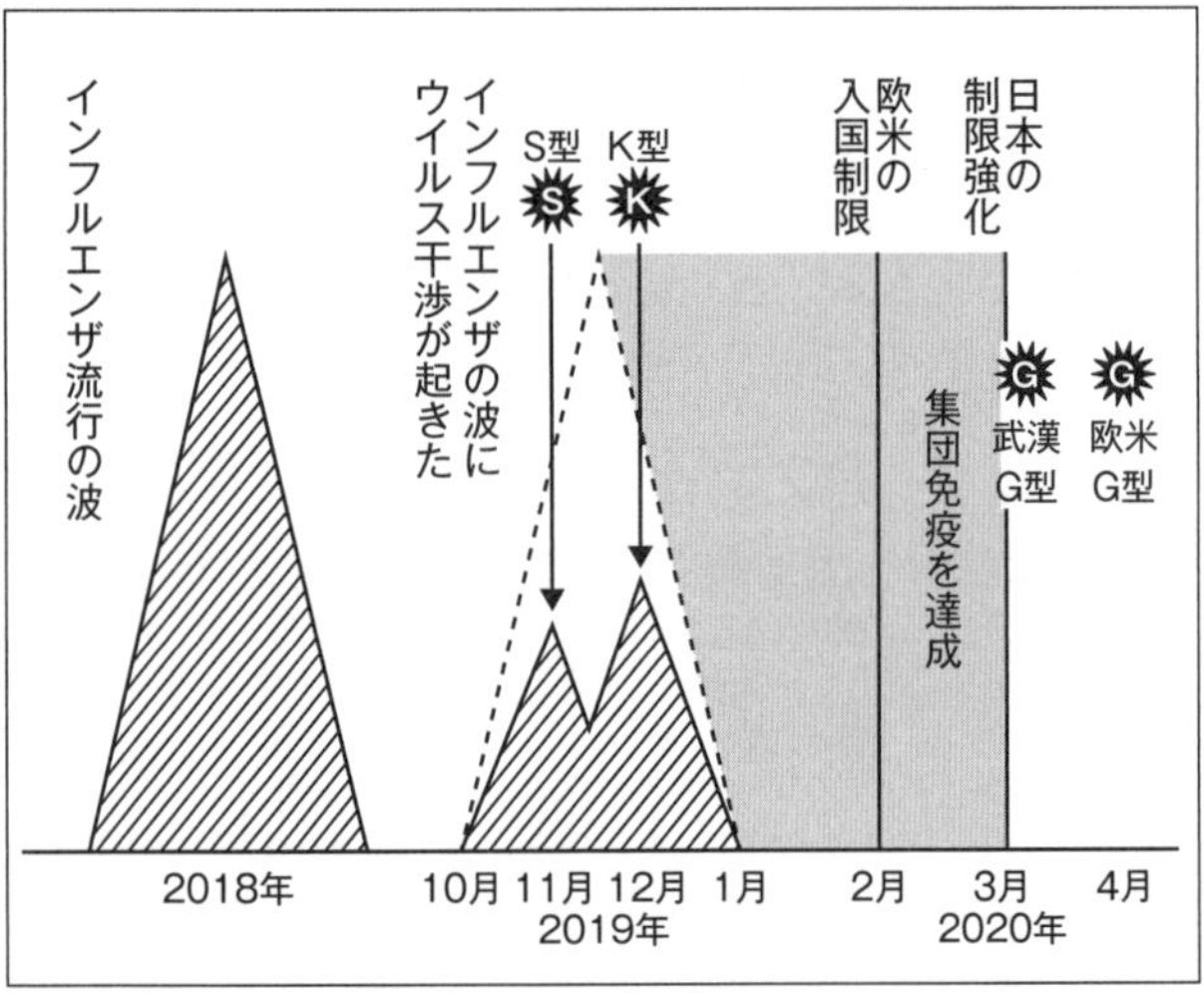

上久保　ええ、今回の拡大期にはＰＣＲも抗体キットも何もなかったわけですから調べようがありません。

小川　そこで、先生方が着目したのは、実は毎年、世界中でインフルエンザについては、定点観測がある。それぞれの国で精度や基準に差はあるでしょうが、これはまず大きな意味で安定的に使用できる指標だ、と。日本でも各都道府県で定点観測をしているし、世界中、各国がやっている。

上久保　そうです。実は、感染症は発展途上国においては先進国よりもずっと深刻な問題なので、インフルエンザのサーベイランス（発生動向調査）は、全世界、どんなところでもやっています。インフルエンザの流行カーブは、どこの発展途上国も統計学的につくっています。だから、日本はもとより世界中のインフルエンザ感染曲線が利用できました。

小川　その定点観測をしているインフルエンザの感染カーブに異変があったかどうかを見てみたわけですね。

上久保　すると、確かに世界中で興味深い変化が起こっていたんです。

小川　なるほど。無症候感染症の追跡に世界中で定点観測の存在するインフルエンザの感染曲線を利用する――そこに着目しただけでも、私のような素人目には大きな科学的前進のように思えますね。それで先生方の調べたところ、日本のインフルエンザ曲線では二度、このくびれが起こっている。

上久保　ええ、図が示している通り、二つのくびれを感知することが可能です。S型が十二月二十三日の週に多く入ったことがわかります。小さなくびれがそれに当たります。その次に、一月十日、十三日の週に大きく抑制されているというパターンに、どの都道府県もなっていますね。充分にこのS型が入って、最初からインフルエンザの山が低く抑えられて、そこにK型が入ったら、感染拡大を示す面積は最も小さくなります。逆に最も多かったのは北海道です。北海道は当初コロナが抑制されにくかったですね。

小川　インフルエンザの感染曲線は、通常ですとこういうくびれはないのですか。

上久保　はい、通常はこうなりません。ただし、後でお話しますが、今回のようなパターンは恐らく約十年に一回の頻度で起きていると考えられます。

コロナに感染した人はインフルエンザに感染できない

小川　このインフルエンザの数値は信頼できるのですか。

上久保　日本のインフルエンザレベルマップは、厚生労働省・感染症サーベイランス事業により、全国約五千のインフルエンザ定点医療機関を受診したインフルエンザ患者数が週ごとに把握されています。過去の患者発生状況をもとに基準値を設け、保健所ごとにその基準値を超えると注意報や警報が発生する仕組みになっています。

しかし、各国で基準や精度が異なりますし、日本でも定点観測拠点は各都道府県が病院を選定してやっているのですが、数がまちまちです。単純に足し算しても何の意味もない。罹患者の絶対数は分りません。そこで私たちは人口比や注意報と警報の差などを推計した独自の計算式を考案し、山の抑制率を見るという方法をとりました。

小川　なるほど、抑制率に換算すれば、確かに精度や基準のばらつきは均《なら》されますね。

いずれにせよ、二〇一九年は、二〇一七、一八年に比べますと、三分の一ぐらいの山になっている。元々山が低いというより、明らかにインフルエンザが中途で消えてしまったように見えます。

上久保　それがウイルス干渉だろうと考えたわけです。感染力の強い方が、弱いウイルスを駆逐するわけです。今年の新型コロナウイルスはスパイクに変異が入り、大変感染しやすいウイルスになっていました。

小川　その辺りのメカニズムをもう少し詳しくご説明頂けますか。

上久保　はい。皆さん、風邪をひくと熱が出ますね。なぜ熱が出るかというと、T細胞からインターフェロンガンマ（IFN-γ）、IL-2、TNF-βなどというサイトカインが出るからです。

小川　サイトカインとは何ですか。

上久保　サイトカイン（cytokine）は、細胞から分泌される低分子のタンパク質の事です。生理活性物質、生理活性蛋白質とも呼ばれます。インフルエンザに感染すると、我々のもっているTリンパ球がそれを認識して、サイトカインを放出します。このサイトカインがウイルスをやっつける。

反対に、コロナウイルスに感染した場合でも、それを認識して、サイトカインが出る。その場合、コロナで既にサイトカインが出ていると、インフルエンザが体内に入ってこようと思っても入ってこれない。

だから今回起こったことは、コロナに感染した人は、インフルエンザに感染できない。で、インフルエンザに感染した人は、T細胞免疫が起こって、ワァーと熱が出る。そうするとそこにはコロナが入ってこれない。

これは実は人間では言われていないけども、マウスのコロナとインフルエンザはそういう関係にあるということは論文があります。

小川　なぜ人間では言われてこなかったのでしょうか。

上久保　調べようと思っても、例年並みの状況の時には、人間がコロナに感染しているからインフルエンザに感染しないなんて、どうやって調べるか。調べられない。動物だったら調べられるでしょうけれど。

小川　人間を実験材料にできないという事ですか？

上久保　それもそうですが、そもそもパンデミックという巨大な現象についてては疫学でしか証明できないですよ。実験室で個体を見ても、世界で展開している現象は想像がまったくつかないです。

小川　そして、コロナの状況を把握するのにインフルエンザとの相関性からアプローチできるのは、インフルエンザは、症状がはっきりしているからですね。

上久保　そうです。

小川　しかも世界中で定点観測がある。その感染カーブに異変が起きた。そうすると、それは推論として、何かそこに原因があるが、先生方はそれがコロナではないかというふうに想定されたわけですね。

上久保　大体十年サイクルで変異による感染者増があると考えてますが、かつて誰も調べていなかった。

小川　大問題になる手前で済んでいるから、研究者も着目をしたことがなかったんですね。

上久保　気がついていなかったですね。気がついていないことが多いですね。たまたま今回は、武漢でパニックが起きたから、気がつきましたけども、気がつかないまま、何となく終わっているということは多数あります。

小川　過去にもインフルエンザの感染曲線がくびれたり、山が低い年など確認できますか。

上久保　あります。おおよそ十年サイクルであるのではないかと想像しています。『IDWR感染症週報』（二〇二〇年第二十五週〈六月十五日～六月二十一日〉通巻第二十二巻第二十五号）が示すように、今回の山と同様、例年に較べ、非常に低い山が二〇一〇年にもあります（カラー図Ⅳ）。

だから、可能な限り、今後過去に遡って全部検証していくべきと思いますね。

専門家会議の図々しさ

小川　そうしたインフルエンザとのウイルス干渉からコロナの変異型を疫学的―仮定的に先生方が見出された。しかし全く物証の裏付けがないわけではないのでしょう?

上久保　ええ、勿論です。既にご紹介したGISAIDがあります（カラー図Ⅴ）。

その遺伝子データを解析して変異が起こっていることも、われわれは論文で証明している。

小川　スパイクに変異が入るのですよね？

上久保　そうです。

小川　それはＧＩＳＡＩＤをどう見るとわかるんですか。これはネットで世界中のウイルスがどんどん変異している事を示すデータバンクですね。色を付けたのは先生ですか？

上久保　いや、これはＧＩＳＡＩＤが付けています。

小川　これは地域でつけられた色なのかな？

上久保　変異型の種類で色が違い、欧米型とか、アメリカ型とかいうことで、彼らが色を付けているんです。

小川　一番下の先祖型のところが武漢ですね。

上久保　薄い黄色やオレンジ色のところが、武漢とアセアン地域のS型とK型。このサイトではゲノム解析によってＯＲＦ（Open reading frame）、それからスパイク

(Spike:S) で、変異がどう起きているか、遺伝子情報が全部わかっている。クリックしたらすぐにわかる。

小川　大きな枠で、だいたい類似した感じがK型というように括るのですか。それぞれ見ると、みんな、微妙に違うんだけど。

上久保　一つひとつは違いますよ。でも、どういう経路で行ったという流れや変異のレベルでグルーピングできます。おそらく可能性があるのは、武漢から上海に行った。そこからイタリアで欧米型のGに変異した。それからアメリカに行ったんだろうということは追っていけば、わかります。

小川　その、変異になっているということを先生がパターン解析をしたのですね。

上久保　スパイクの遺伝子配列がわかっているんです。だからここに変異が来て、次、ここに変異が来てというパターンが読めるのです。

小川　ほかの科学者たちが、これを検証するときに、変異の仕方の先生の解析を見れば理解できますか？

上久保　見ればわかりますよ。

小川　先生の場合、変異がS、K、Gと来ていると。で、別の科学者が遺伝子解析を自分もやったけど、上久保―高橋説が正しいとか、あるいは自分がやったら違う解析になったとか、あまりそういう議論を見かけない気がするのですが、どうなっているのでしょうか。

上久保　感染症研究所が四月二十七日になって欧米での変異があった事を公表しているんですけども、我々がそれを論文で示した三月には欧米の変異型があるということ自体、ご存知なかったと思います。

小川　今は、欧米の変異型という事を政府系の専門家会議も言っているけれど、内輪話をすると、先生の知見で必要だと私が思う情報は、極力政権に伝えてきた。で、三月二十六日の段階で、先生が欧米で変異が起こって、これは、R0値が従来の武漢のものよりも……。

上久保　まったく違います。高いですね。

小川　高い。ちなみにR0とは何かもご解説していただけますか。

上久保　R0値は日本語では「基本再生産数」と言います。あるウイルスに対して誰

図表10　主な感染症のRo値

感染症	感染経路	*Ro*
麻疹	飛沫核感染	12-18
ジフテリア	唾液	6-7
天然痘	飛沫感染	5-7
ポリオ	経口感染	5-7
風疹	飛沫感染	5-7
流行性耳下腺炎	飛沫感染	4-7
COVID-19	飛沫感染	1.4-6.6
HIV/AIDS	飛沫感染	2-5
百日咳	飛沫感染	5.5
SARS	飛沫感染	2-5
インフルエンザ（スペインかぜ）	飛沫感染	2-3
エボラ（2014 Ebola outbreak）	血液感染	1.5-2.5

も免疫を持たず、ワクチンなどの感染予防策もない場合、一人の感染者が平均何人に伝染させるかを示す推定値で、ウイルスの人に対する感染力の指標となる、大変重要な数値です（図表10）。

小川　先生は、三月二十六日に、そのR0が従来の武漢型よりずっと大きな欧米変異型が日本に入って来た、だから日本でこれから感染拡大し新たな死者が出るということを強く言われたわけです。

上久保　はい。GISAIDが丁度その頃に出てきたのです。それを解析してわかりました。

小川　実は先生と私のやり取りはすべてフェイスブックのメッセンジャーで、膨大な量が残っているので、日付から何から嘘のつきようがない。
上久保　ないです。

新型コロナも例年通り大量に入ってきていた

小川　三月二十六日に先生が、「もう感染が収束すると考えていたけど、小川先生すみません、新しい変異が見つかったから、欧米からの渡航はすぐ遮断してください」と言われたんですね。で、外務省に伝えたら即断して渡航の遮断をしてくれた。

でもその時、専門家会議は何も言っていないんですよ。

それどころか、そのときに彼らが言ったのは、麻布や六本木のクラブで夜飲んでいるからクラスターが拡大しているので、欧米の変異は関係ないと、はっきり否定するレクチャーを加藤勝信厚労大臣にしている。その頃は総理もしきりに「麻布や六本木が原因で増えているらしいね」と仰っていたから相当仕込んでいたのでしょう。

ところが、その時欧米変異型で感染が拡大し、死者も拡大すると先生が逸早く進言してくれた。今伺うとこのＧＩＳＡＩＤを見て解析されていたんですね。解析でＲ０値が違うことまで分るんですか？

上久保　わかります。ＧＩＳＡＩＤでわかるのは変異の種類だけではなく、系統樹がつくられているので、どちらの変異が伝播力が強いかもわかるのです。

小川　遺伝子情報の解析からわかるんですか。

上久保　そうではなくて、どの変異が伝播力が強いかがわかるだけです。Ｒ０は二月から三月の流行時のＰＣＲの陽性率などで割り出しました。その時のＰＣＲの陽性率は正しかったんですよ。

小川　日本の検査の数値ですね。

上久保　そう。死亡者数も実は、ある時点から急激に発表データの信憑性が落ちるのですが、三月までは正しいことが反映されていました。

だからそれに基づいて、われわれはＲ０値を計測して、情報にアクセスしたら、Ｓ型とＫ型だとわかった。

小川　国立感染研や専門家会議は、三月下旬には欧米変異なんて認めなかったのが五月に入ってからの専門家会議の報告書には「欧米変異をいち早く見つけたために被害を最小限にとどめた」と総括している。内情を知っている私は仰天しましたね。

上久保　後から私と高橋先生の論文を見たのかな（笑）。

小川　しかし、逆に言えば、武漢タイプと欧米での変異タイプと、そういう変異がこの新型コロナにおいて存在しているということまでは、日本の主流派学者も五月の段階で認めた事になります。

　ところが、具体的な変異についての議論が深まりませんね。論文査読でも、なかなか先生方の論文がアクセプトされません。

上久保　実際は、三月十九日から『Ｎａｔｕｒｅ』などに投稿していましたが、査読にもまわしてもらえず、編集者の段階でわからないと言われました。理屈がわからないとダメです。

　全部、プレプリント（査読前論文）を出していますけども、実はレビューしている人がわからないんです。

小川　それは内容が新しいからですか？

上久保　『medRxiv』ですらなかなかプレプリントを掲載してくれず、結局三月二十八日になっています。わからないという理由だけでもないような気がしました。

小川　疫学の学問としての積み上げは、過去、別の感染症でいろんな方がしているわけでしょ。

上久保　やってきています。ただ、疫学的アプローチと遺伝子解析は専門分野が違うんです。

小川　その違う分野を先生方は組み合わせたという事ですかね。

上久保　そうです。疫学的考え方と実証科学としての遺伝子解析とを組み上げている。疫学的考え方は高橋先生に教示してもらっています。

小川　遺伝子の解析は実証なんですね。

上久保　そうです。そちらは実証科学で、インフルエンザ曲線との相関関数の方は疫学的思考です。

危ない国はリスクマップでわかっていた

小川　インフルエンザから統計的にこうなるというのを割り出したのが疫学。一方でGISAIDからの遺伝子の変異は実証科学であると。

上久保　で、何月何日に入ってきているということは実証ですね。

小川　そうすると、理解にいくつかの段階があると思うんですね。まず変異があるという理解。そして、変異をきちんと遺伝子情報から追跡できているという理解。それが集団免疫の形成とどうかかわるかという理解。そして変異については、最近日本独自の変異を発表した国立感染研だけでなく、先生も日本独自の変異に言及されて久しいですね。

上久保　論文にするので詳しくは申しませんが、日本独自の変異が生じていて、しかもそれももう終わっています。あと、どれだけ残っているか、どこで終わるかということも把握できています。

小川　だからこそ、本書で、具体的に説明していただこうと考えたわけです。何しろ、カラー図Ⅱ、Ⅲの欧米リスクスコアを三月の下旬には出されていたのですから。

上久保　これは『Ｎａｔｕｒｅ』に三月十九日に投稿したスコアですね。その時点でここまでわかっている。勿論修正していません。

小川　これは先程お話しいただいたインフルエンザ感染状況から割り出された新型コロナのリスクマップですね。

上久保　そうです。発表当初は、当然この通りになるかどうか不明でした。でも今は、どの程度リスクスコアが正しいか、外れているか検証できますから。

小川　ヨーロッパは国ごと、アメリカは州ごとですね。

上久保　中国なら省ですね。公表はしてませんが、アジア各国のリスクスコアも算定しています。

小川　三月の段階で先生が出したのは、リスク度の高い国は、イタリアとスペイン、そしてイギリスがヨーロッパでも特にハイリスク。それに次いでフランス、ドイツですね。

上久保　そうです。ちなみに集団免疫を達成するという手法は失敗しているじゃないかと言う私への批判に、しばしばスウェーデンが挙げられます。スウェーデンは「集団免疫」の獲得を目指して緩い対策をとってきました。その結果被害が拡大したのではないか、と。しかし、最悪期に百十五人に達した一日の死者数も、その後ゼロになる日もあり、死者はトータル五千七百人くらいですが、収束が見えています。ただね、スウェーデンはリスクスコアで御覧になると分るように、実はノルウェーやフィンランドなど周辺国よりリスクが高かったのです。だから私が当初助言するとしたら、スウェーデンは、ノルウェーやフィンランドよりも、ロックダウンを厳しくしなさいと申し上げたと思います。

小川　なるほど。

上久保　ロックダウンは感染するスピードを抑制します。スウェーデンは抑制することによって医療破綻しないようにする必要があったのです。逆にノルウェーとフィンランドはロックダウンする必要はなかった。リスクスコアはそういう判断に使えるので、私達は公表したのです。

小川　確かにそうですね。実際、先生は集団免疫があるから一概に放っておいたらいいなどとは仰ってはこなかった。先程の欧米変異型が日本に入った時、真っ先に渡航制限を進言されたのは先生だったのですから。

で、この図に戻りますと、ポルトガルも非常に安全で、実際の死者数も千七百人くらい。隣国なのにスペインに比べて……。

上久保　圧倒的に違います。十万人当たり死者数にきちんと反映してますでしょ。

アメリカの州ごとのリスクスコアについても、相関性はすごく高いです。例えばカリフォルニアは、みんな、死者が少ないから大丈夫と言われたけど、今、ここにきて増えてます。

小川　カリフォルニアの危険性は、先生から直接きいていました。三月初旬に、先生は、アメリカは第二、第三、第四の武漢が多発するだろうと言っておられた。

上久保　ADEがプラスされたから、こうなりましたね。

小川　ちょっと待ってください。先程も少し出ましたがADEというのは何を意味するのでしょうか。

上久保　「抗体依存性感染増強」の事です。本来、ウイルスなどから体を守るはずの抗体が、免疫細胞へのウイルスの感染を逆に促進してしまう怖ろしい現象です。急激に症状が悪化し、死に至ります。欧米を中心に凄まじい劇症化例が多数報道され、世界を恐怖に陥れましたね。あれはＡＤＥによるものでしょう。ＡＤＥの詳細なメカニズムについては明らかになっていないことも多いのですが、複数のウイルス感染症でＡＤＥに関連する報告が上がっています。例えば、ＳＡＲＳやＭＥＲＳに対するワクチンの研究では、フェレットなどの哺乳類動物にワクチンを投与した後、ウイルスに感染させると症状が重症化したとの報告があり、ＡＤＥが原因と考えられています。

小川　今回、非常に多くの死者を出した国では、医療崩壊による超過死亡のみならず、そのＡＤＥが生じていたのではないかと先生は推測されるわけですね。

上久保　はい。今回ＡＤＥが発生したウイルス学的な仕組みについては次章でご説明しますね。

小川　それにしても、ここまで的中率が高いスコアを三月に既に出している。インフルエンザとの相関性から割り出した数式があるわけでしょう?

上久保　そうです。数式があります。新日本科学というＣＲＯ（Contracted Research

Organization）にその計算式を、高橋先生が登録しています。インフルエンザの流行カーブの計算がわからないというご質問が時々あるのですが、計算は単純ではありませんので、詳細については、新日本科学にある計算式を見て解析して頂く必要があります。（https://www.snbl-nds.co.jp/）

小川　単なる仮設だと言っておられる方は、先生が数式を出しているのに見ていないように見受けられます。

上久保　理論疫学者自体が理解できていないようですからね。

小川　それは理論疫学のどういう点が問題だとお考えになりますか。

上久保　例えば、理論疫学者たちは今回コロナのR０を二・五と計算していますね。

小川　クラスター班の西浦正教授などそう計算していましたね。

上久保　ええ。でも西浦さんだけでなく世界中の学者がそうなんですよ。それはなぜかというと、既に感染していることに気づかずに、今、これから上陸してくると思ったからです。しかし何度も申し上げているようにそうじゃない。新型コロナと名付けると特別な存在と思ってしまいますが、そもそもコロナウイルスなのです、変異が入っているだけで。だから例年通り無症状で大量に入ってきていたのです。武漢G型のR0は、五・二、欧米G型は六・九九ということを、われわれは疫学的に計算しました。

小川　非常に高い値なんですね。そこまで感染力が高ければ無症候のまま大勢にうつるわけだ。

しかし、そうすると、クラスター追跡で感染を防ぐなんてどっちみち不可能じゃないですか、感染力が強すぎて。勿論、感染者を特定する方法としては、のべつ幕なしにPCRをやるよりも、クラスターの範囲で追ってゆく方が合理的だとは思いますが、コロナウイルスにおいて、クラスターを追跡していれば、感染自体をストップできるというのはあり得ないでしょう。

上久保　それは無理ですね。押谷仁教授や西浦博教授は、八割以上の感染者が濃厚接触者の誰にもうつしていない（Re≒0）一方で、三密の条件が重なったところで三〜五人以上にうつす感染者がいて、クラスターが生じたととらえています。Re（＝実効再生産数）は、ある集団でのある時点において、一人の感染者から平均何人に伝染させるかを示す推定値を指します。クラスター以外の感染者は放置していても自然収束するので、クラスターの発見と隔離に集中する方が効果的に感染抑止できるという理論建てですが、たとえR0が二・五でも追跡が可能とは考えられません。それ程ウイルスの展開は迅速ですし、無症候が軸となるウイルスは感染カーブが上昇するはるか前に既に感染爆発を起こしているものだからです。

しかも、R0＝2・5の仮定がそもそも間違いで、それに先立つS型とK型の流行に気付いておられなかった。そしてまた、八割以上の感染者が誰にもうつしていないというのは、その周囲の人達には免疫があったからだと考えるのが免疫学の常識です。他に考えようがない。そこで、私と高橋先生は、三月二十五日〜二十六日、小川先生にお願いして厚労省から西浦先生にコンタクトをとり、私どもの論文をお送りもしました。共同研究を申し込もうと思ったのですが、西浦先生からは拝読し、厚労省と論文を共有しますとの返信があっただけでその後はなしのつぶて。小川先生も途方に暮れておられましたね。

小川　ええ、率直に言って彼の対応をみて、クラスター理論は状況の説明としても対処法としても破綻していると考えましたね。現実にもその後西浦教授が煽動に近いような発言を繰り返され、日本の新型コロナ対策迷走の大きな原因となったので、これは大変残念な事でした。

K型が一月十三日に入ってきた証拠

上久保　考えてもみてください。武漢閉鎖は一月二十三日です。武漢の人口は約千百万人です。武漢閉鎖の噂が流れた途端に、五百万人が武漢から中国、世界全土に出ていって、おまけにその日には、成田に九千人が移動したと武漢市長が言っています。

(https://mainichi.jp/articles/20200129/k00/00m/030/270000c)

また、二月三日の衆院予算委員会では、森雅子法相が、一月二十日から二月一日までの十日間で、中国から三十四万千八百人が訪日していると答弁しています。武漢市閉鎖までの四日間で、武漢市から直行便で千七百人が日本に入国しています。

更に申し上げれば、外務省に調べていただいたところ、十一月から二月二十八日までの中国からの訪日人数は百八十四万人だった。

クルーズ船は二月三日入港ですが、その前にこれだけ入っている。

小川　つまり、変異初期のS型の段階で、中国から百万人単位で人が来て、しかも、銀座から心斎橋、京都、福岡……どこでも繁華街では濃厚接触している。中国人は結構声が大きいですから（笑）、唾液の飛沫も日本人の比ではないでしょう。十一月から一月までにS型の曝露もすごい数がいて、K型が入る一月中旬からも制限していないからフリーで入ってきたわけですね。インフルエンザ曲線が日本中で一月十三日近辺の週で急減してますから、K型はそこで入った。

上久保　クラスター班が何人で追跡しているか存じ上げませんが、数百万人もの中国からの旅行者が訪日されている。それを二月下旬から少人数で追跡して効果があるかどうか、考えていただければわかるでしょう。

でもクラスター追跡法は使いようではあると思いますよ。エボラ出血熱などには使ったらいいんです。

小川　そのとおりですね。

上久保　では新型インフルエンザに関してクラスター追跡は有効かどうか。この辺りは今研究中です。私と共同研究者の高橋先生の間でも意見が違います。

小川　インフルエンザの場合、症状がはっきりしているからコロナとは違いますね。

上久保　ええ。誰に感染するかということがわかるから、クラスター追跡法も感染抑止に効果があるかもしれない。

小川　しかし先生、インフルエンザだったら、クラスターで追跡しなくても、自分が四十度の熱になって、ぶっ倒れちゃうんだから。で、家族も「近寄らないで！」となるわけでしょ。

上久保　ただ、インフルエンザの場合でも、免疫を持っていたらうつらないし、無症候の人も結構いるのです。そこはコロナと近い感覚というのはある。

小川　そう言えば、聞きそびれたことがあります。十二月二十三日、S型の入ったときは、あまりくびれがありません。ところが、K型で、インフルエンザが突然日本から消える。なんでこんなに大きな差が出るんですか。

上久保　これはT細胞性の免疫を起こす力なんです。

S型ウイルスでできたT細胞免疫では、サイトカインが弱いんですよ。なのでインフルエンザの感染カーブの抑え方が弱い。一方K型でできたT細胞免疫は充分な量のサイトカインを出すと考えられる。だから充分にインフルエンザの感染を抑えられたのではないかと我々は考えた。しかしそれを実験室の中で調べろと言われたら、今、検体がなければ調べられません。

小川　要するにウイルス干渉の強さから逆算したということですね。

上久保　そうです。

小川　そこが仮説とされる所以なんですよね。しかし、それにもかかわらず私が先生の説に強い妥当性を感じた理由は簡単です。今回のインフルエンザは、例年より流行が早くて強いと思われていた。それが例年の三分の一で収束しました。

上久保　その前の年が多かった。だから今年も多いだろうと思われたんですね。

コロナに用心したからインフルエンザが流行らなかった？

小川　それでまことしやかに言われてきたのが、コロナでみんなが用心したからインフルエンザも流行らなかったという憶測でした。だけど、コロナで日本中が騒ぎ出したのは二月に入ってからです。インフルエンザ曲線を見ると、一月十三日の週で急減していいます。コロナで用心したなんて関係ない。コロナなんか誰も知らないときに、実はインフルエンザは早くも消えていたのです。

上久保　それに対して、アメリカは、インフルエンザのブームが例年になく大きかったですね。六万人も亡くなっています。

小川　今回ですか？

上久保　そうです。前年もものすごく多かったですね。

小川　つまり日本とは逆に、インフルエンザの方が猛威を振るってしまっていた。

上久保　そうです。だからコロナが入りにくかったんです。

小川　しかし、これだけ相関性があるのにきちんと議論の俎上に載せない専門家たちって一体どうなっているのでしょうかね。

Ｒ０二・五にしろ、クラスター追跡にせよ検証されないで常識化されてしまう例が山ほどある。それに対して、上久保―高橋モデルは、リスクスコアを先回りして公表した。これは危険なことです。もしリスクスコアが大幅に間違っていたら、先生方は恥をかくだけですから。ところがいつまで経っても証拠不十分だという曖昧な批判がなされる。R0が二・五とか何十万人死ぬなんて言っている人が、大手を振って、堂々とメディアに登場する。

上久保　アインシュタインが、EはMCの二乗と言った時に、それを理解できたのは世界に五人しかいませんでした。EはMCの二乗というのは実験室で証明できないからです。

小川　そうですよね。

上久保　でも、結局、時間が経ってきたら、そうとしか考えられないということで、今は誰も疑わなくなりました。私どものモデル理論も証明されていくということは必要なんです。時間がある程度経たないと、証明されていかないのは仕方がないかもしれない。

小川　こういう議論は実証のほうがあとに来る。今回のような複雑系だったり、非常に大きな現象はそうなんですよね。

上久保　あとになったら分る。パンデミックはラボでの証明を待っていたら終わってしまいますよ。ではどうしたらよいか？　科学者は必要性があるときには、大胆に踏み込んででも、予測スコアを出すべきだと思います。

小川　でも、先生の理論はアインシュタインほど長くかからずに、答え合わせが半分できている。

上久保　ええ、答え合わせはもうしています。しかし、三月は非常に苦しかったですよ。

小川　そうそう。

上久保　まだ証明されていないと思われたから。で、だんだんと証明されてきて、信じられるようになってきた。

第四章

新型コロナウイルスの正体

新型コロナには免疫しか決め手はない

小川　うちの職場の女性が、二月半ばに瞬間的に八度ぐらい発熱してすぐ収まるという事がありました。この半年、身近でもちょっとした風邪の症状は随分多いですね。

上久保　それはK型でしょうね。女性の症状は一日で終わってしまうことが多いですよ。それから女性は腹痛など消化器症状が出ることが多いですね。ムカムカしたりしますが、翌日にはスカッと治ります。男性は、タバコを吸う人間は、わりあいと痰が長く続くような、咳が増えているとか、そういうのが一カ月近く続きますね。

小川　私も含め、一日や半日で症状が消えたり、咳が続くなんていう人は、ずいぶんたくさんいましたよ。あれ、かなりの方がその時にPCRしたら陽性だったんでしょうね。

上久保　街中、歩かれている方はほぼ一〇〇%感染していますから。

小川　そのあたりはウイルスと人類の共存という問題と絡んでくると思うんです。人とエボラとは共存できませんね。

上久保　そうですね。そういうウイルスの場合は隔離して完全になくす他ありません。

小川　しかしインフルエンザやコロナは、共存を続けてきた。今回のコロナは確かに変異によって、例年より大きな被害をもたらしたとはいえ、基本的に、隔離したり制圧できるものではありませんね。

上久保　免疫しか決め手はないんです。本質的に風邪のウイルスなので。免疫の仕組みと言うのは複合的になっていて、非常に強力なものです。既に免疫の基本はお話ししましたが、人間にはもともと自然免疫がある。新型コロナでは更に獲得免疫が形成されています。抗体がその指標となりますが、短期決戦用の抗体がＩｇＭ、長期に渡って有効なのがＩｇＧです。病初期には、ＩｇＭという免疫グロブリン抗体が上がりますが、それでは充分に抑え込めません。ＩｇＭに代わって、あとから出てくるＩｇＧという免疫グロブリ抗体が長期にわたって有効で強い抗体です。

今回の新型コロナウイルスでは、私と高橋先生は、相当な量の抗体が形成されているのではないかと予想していましたが、それを裏付ける研究が最近発表されました。

八月十三日に記者発表された村上康文東京理科大教授の抗体定量検査がそれです。村上教授は首都圏約三百八十二人の検体をサンプルに使用して、ＩｇＭ、ＩｇＧを数カ所の遺伝子情報から調べておられ、精度が非常に高いデータだと思いますが、公表されたサンプル例は図表11の様になっています。

二人、値の高い方がありますね。これは病院に入院している人でしょう。ＩｇＭが先に上がっています。この短期決戦用のＩｇＭが先に強く反応するのは初感染パターンです。初めて感染した時は、ＩｇＭが先に上がる。

ところが、それ以外の多くの方のサンプル、これには小川先生のものも含まれているとのことですが、皆さん量は少ない。しかしきちんと出ています。しかも全例においてＩｇＧとＩｇＭとが同時に上がっています。これは免疫学的には既感染パターンです。既に免疫を獲得している人を既感染といいますが、そういう人にウイルスが再度曝露している。これは、医師国家試験や検査の教科書に出ていることで、医者や検査技師、免疫学の専門家ならよほどの藪医者でない限りは誰でも知っています。初感染の時はＩｇＭが上がり、その後ＩｇＧが上がってくる。そして、ウイルス感染がそのＩｇＧで抑え込まれて治ると、ＩｇＧは下がってゆくのです。いつまでもＩｇＧがずっと上がっているわけではなく、治ると次の感染に備えるメモリー（記憶）Ｂ細胞が生成されて、ＩｇＧ抗体は下がっていきます。なので、入院患者以外のボランティアの方の検体では、ＩｇＧ抗体も下がります。だから皆さん値が低い。

三百八十例でこうなのですから、検体の数を多くしてもＩｇＧが上がるものばかりだろうと想像されます。だとするならば、日本人の殆どはもう免疫を持っているということになる。無症候のウイルスというのはそういうものなのです。

三月九日まで、中国から数百万人が来ていて、街中で会っている。そこから家族にうつる。幼稚園や小学校では子供たちがじゃれあったり色々なものとの接触が大人よりずっと激しいでしょ。彼らはスーパースプレッダーになる。無症候のまま気付かずに皆さんうつしまくるのが、コロナですから。

小川　一方症状の劇症化などが当初たくさん伝えられ、若い方も亡くなる。これが多くの国民を恐怖に陥れました。

上久保　それは実態を病理学的に検証する必要がありますね。たとえばお相撲さん、

図表11　ELISA方式による抗体定量検査 2020年5月22日実施

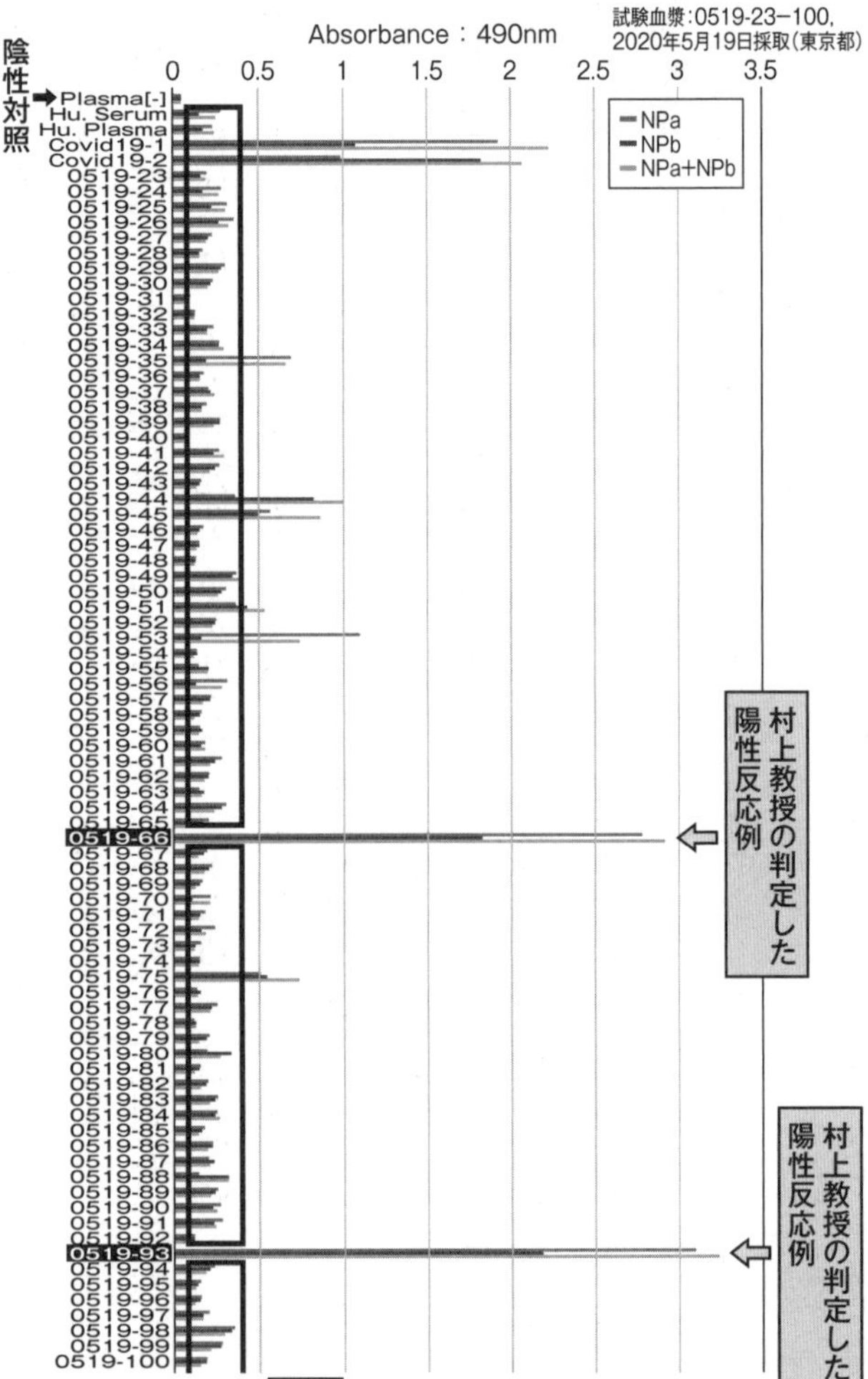

上久保教授によれば□で囲まれる症例は、例外なく全てIgGとIgMが同時に上がるため、既感染＝免疫獲得と考えられる。

※Order-made Medical Reserch Inc.

二十八歳の人が亡くなりました。あれはひょっとするとコロナではないかもしれない。

小川　そうなのですか？

上久保　病理所見が公開されていない以上断定はできませんが、違う可能性はあります。お相撲さんはみんなぶつかり稽古して極めて接触の機会が多いわけです。うつってないはずがありません。だからＰＣＲ検査をやったら陽性反応は出る。しかし、若いお相撲さん、基礎疾患をお持ちであったとの報道があったかと思いますが、コロナやインフルエンザなどに感染している時に、とても気の毒なことですが、不整脈や、心筋梗塞などで心臓が止まって、突然死されてしまうことはあります。心不全の写真を撮ると肺炎と区別がつかないこともあります。なので、本当にコロナの肺炎か、たまたまＰＣＲ陽性だったという現象かもしれません。もしコロナ肺炎であったとしても、一億二千六百万人強の人口の中で、二十歳代の方は一人ということだと思います。

小川　女優の岡江久美子さんはどうなのでしょうか。

上久保　あの方の場合はわかりませんね。乳癌でおられ、抗がん剤や放射線の治療をなさっておられたとニュースで拝見しました。そういう場合、六十代ぐらいの人でも、免疫が落ちて、肺炎を起こす場合があり、不幸にも亡くなる場合はあります。六十代はお若いですけど。

志村けんさんもそうですよね。七十歳で、タバコを長年ものすごく吸っておられたとかで、それで肺気腫でおられた。そういう方で、肺炎を起こして亡くなることは、時々あります。

なぜ感染者が突然倒れたのか

小川　しかし突然意識不明になって短時間で手遅れになるのは普通の肺炎より怖ろしいですからね。こうした症状の激しさは通常の風邪では考え難く、それで新型コロナへの恐怖が一気に高まったのも事実です。この症状の激しさについてはどうお考えですか？
上久保　それは先程お話したＡＤＥを起こした場合でしょう。武漢の映像でもありましたが、欧米で突然肺炎になって急死される例が随分伝えられました。もしかしたら、日本においてもK型に感染していない場合があり、インフルエンザに昨年末に感染した上、重い基礎疾患をもっていたり、ウイルスに濃厚に曝露したりするなど、個別例では劇症化もあったと思います。

個別の例としてみたら、人体にはあらゆる事が生じ得ます。我々医療人は個々の例に関しては、一人一人の命を救うために全力で取り組んでいます。

しかし、新型コロナウイルスが世界的なパニックになっている今、落ち着いて、事柄をマクロで考えていただきたいのです。

日本には、六十五歳以上の方が三千五百八十八万人おられます。今回新型コロナでは約一千人亡くなっています。一万人あたりで計算すると〇・三人以下の死亡者です。厚生労働省の人口動態統計では、二〇一九年の日本の死亡者数は、百三十七万六千人です。死亡原因別では、悪性新生物（癌）が三十七万四千人で一日あたり一千人、月に三万人。心疾患が約二十万人で一日あたり約五百五十人が亡くなっています、不慮の事故が約四万、自殺が二万人、インフルエンザが三千人、肺結核が二千人ですね。

こうした中に新型コロナウイルスを置いてみれば、大変マイナーな死因と言う他ありません。病院で例年と異なった特殊な対応をとる必要はないのではないでしょうか（図表12）。

インフルエンザにも決定的な治療法があるとはいい難いです。抗インフルエンザ薬はありますが、病期を一日から数日短くするだけです。癌の治療法が確立してると言えるでしょうか？　種類によっては、未だにステージⅣでは手術も出来ず、副作用の激しい抗がん剤で余命を数カ月伸ばすのが精一杯のことも多いのが現実です。

この一カ月ほど新型コロナの一日の死者数はゼロから最大十六人まで、しかもこのところ五十代未満の死亡は極めて稀です。

寝たきりになっている方に面会制限して会いにいけない。もうコロナをうつしたらあかんから、会いに行かないですと言うけれど、会ったらいいじゃないですかという話です。

透析の患者さんも日本では約計三十三〜三十四万人おられて、ここ数カ月でコロナとされている死亡者数は、約百人です。透析に来る方は、電車やバスに乗って、必ず週三回透析クリニックや病院にお通いになる。だから市中感染している。免疫をお持

図表12　日本における主な死因

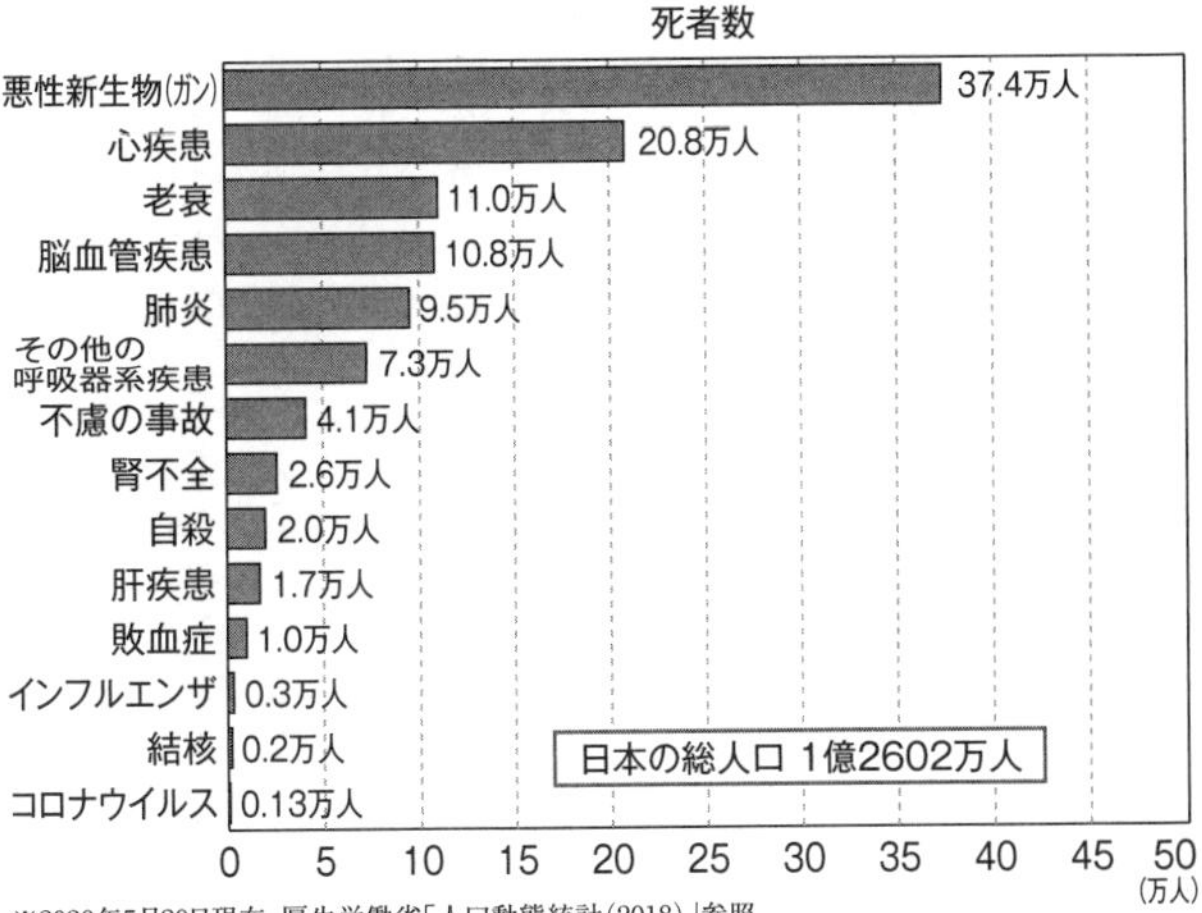

※2020年5月20日現在、厚生労働省「人口動態統計(2018)」参照
(コロナウイルスの数字は2020年9月1日現在)

ちなんです。

小川　その免疫のことについて、補足でもう少し伺いたいんです。なぜ感染が収束するのか、私のような素人から見ると、二つの可能性を感じます。一つは人間側が充分に免疫を持った結果感染が収まるという説明、もう一つは、ウイルスが変異によって弱毒化して感染が収まるという説明です。

上久保　ウイルス自体は変わっていないですね。

小川　そうなんですか？　最終的にホストが全滅しちゃうといけないから、ウイルスが変異を繰り返すうちに、弱毒化、無毒化していくという説明をする方がいますが違うのですか？

上久保　ええ。ウイルス自体はあまり変化しないのです。では何が変化するかというとR0なのです。R0が変わると集団免疫達成に必要な率が変わります。これには簡単な計算式があるんです。集団免疫域値（H）は、H＝(1−1/R0)×100%とされている。例えばR0が十になったら、集団免疫に必要な率というのは、一引く十分の一で、九〇%に感染する事が必要ということになりますね。

　欧米のG型のR0は六・九九でした。一引く七分の一は八四%です。で、武漢のGは、五・四四で、この場合は集団免疫の達成に八〇%の方の感染が必要です。

小川　つまり、ウイルスの側の毒性が変わるのではなくて……。

上久保　伝播力が変わる。変異があるとR0が上がってゆき、最後は集団免疫に必要な感染者数に差が出てこないから収束する。

小川　毒性の差が出るのではないというわけですか。例えばエボラウイルスが体内に入ると、強烈なサイトカインストームを起こすのですよね。すごい出血をして、瞬間に死にますね。これはウイルスそのものの毒性が強い。

免疫があれば発症しても重症化しない

上久保　毒性が強い。でも免疫を持っている人は、そのウイルスに当たっても、何にも起こらない。

小川　エボラでも？

上久保　エボラでもそうです。エボラでも、その免疫を持っていたら、ほぼ何も起こらない。だからどんな強いものが来ても、免疫を持っていたら大丈夫です。

小川　今回なかなかパニックが収まらない理由の一つは、日本だけを見たら死者が千人でしかも平均で七十九歳位、マイナーな疾病として収まったけれど、アメリカであれ、イタリアやスペインであれ、極端な死亡者が出たという事実が一方にある。

そうすると、普通のコロナに比べて、毒性が大変強いのではないか、免疫不全を起こすのではないか、あるいは抗体がすぐ消えるのではないかなど、強毒性、危険性を指摘する議論が色々ありました。アメリカに至ってはひどいときのインフルエンザの倍以上亡くなられた。

上久保　でも、反対に言いますとね、実はそれだけで収束しているんですよ、マクロで見れば。アメリカの人口は三億二千五百万人ですからコロナの死亡者は二千人に一人位です。ああやって大騒ぎになっているけど、これは数値としては決してパニックを生じるような桁違いの死者数ではありません。

ニューヨークとか、ああいうところは、狭い場所なので、死者が目立つ。無茶苦茶に恐怖を煽る映像の数々が出ましたしね。

小川　日本では更に、先生が先程仰ったように、年間の死亡者数が昨年で百三十八万人ぐらいですから、十万人以上が毎月亡くなる。日本人全体としては、このコロナ禍は半年以上続いているのですから、その間、だいたい七十万人が亡くなっているはずです。そのうちで、コロナが一千人です。

上久保　非常に稀な死因と言えますね。日本ではインフルエンザに年間一千万人罹っています。多いときは、二千万人ぐらい感染しているのがわかっています。ワクチンを打って、おまけにタミフルを飲んで、それでも例年三千人ぐらい亡くなる。超過死亡（インフルエンザの影響で増加した死亡数）を入れると平均年に約一万人です。

小川　世界でのインフルエンザでの死者は、数え方によりますが、年間、米ＣＤＣで二十九万人から六十四万人、私の見た民間機関の推計値では五十万人から百万人程度とされていました。今回コロナで現時点で八十万人が亡くなっている。しかしこれはかなり水増しの数値でしょう。何度も指摘しましたが日本でも六月十八日に、厚労省が、ＰＣＲで陽性になった人は、他の死因であっても全部コロナで死亡と数えるように各都道府県に通知しています。私が聞いた某大学病院では八月上旬の新型コロナ重症者の内訳は、体重百五十キロの方、九十歳の方、末期癌の方。いずれも新型コロナと言うより別の疾病に分類されるべきでしょう。これはＷＨＯの通達と関係があるので、世界中で片っ端から新型コロナを死因に勘定しているはずです。イギリスでも病理判断のやり直しが決まりました。大きな水増しがこれから明らかになってゆくと思いますよ。そうすると、実態においては、世界でも実はインフルエンザと同規模で収束した事になるかもしれない。

上久保　その通りです。病理所見の実態が世界中で明らかになると例年とさして変わらないと言うことになるかも分からない。

小川　少し脇道にそれますが、インフルエンザにおいて、集団免疫というのは、どう機能しているのでしょうかね。

上久保　インフルエンザは症状が強いので、集団免疫という考え方じゃないんですよね、実は。ですから、ちょっと誤解を起こしちゃうんです。集団免疫というと、全員、罹っているみたいに聞こえますね。例年大体、一千万人デテクトしている。それはインフルエンザ・キットで陽性とわかります。

小川　なるほど。それに対してコロナウイルスに対しては、日本人は集団免疫を絶えず再生し続けている。しかし大きな変異があると例年より被害が拡大する。今回の新型コロナウイルスでも日本人は順調に集団免疫を獲得できたから、殆ど重症化しないのだという事になりますね。

上久保　そうです。

小川　しかし罹っていない人でも感染しなくなるメカニズムはどうなっているのですか。

集団免疫のメカニズム

上久保　ウイルスのR0値が、一人から何人に感染するかを示しますね。例えば、それが二・五人ぐらいにしか感染する力がない場合、周りに五十何%の人が既に免疫を獲得していると、もうそれ以上、ウイルスは感染していない人に当たれないんですよ。でも、R0が五というくらい感染力が強くなると八〇%ぐらいの人が感染するまで免疫のない人に感染し続ける。

小川　ああ、免疫を持ってない人に出会うか出会わないかという確率論の話なんですね。感染力が弱いと、ウイルスが非感染者に出会えなくなっちゃう。だからその一定の人数で感染が止まるわけですね。

上久保　そういうことです。R0が一以下になると、もう一人にうつせなくなっちゃう。うつせないから、収束してしまうのです。

小川　要するに集団免疫というのは、マクロの議論ですよね。

上久保　ええ。

小川　五二%で止まりますと言ったって、例えばミクロの話で、私が新型コロナウイルスをたくさん持って、ゴホゴホしている。で、先生は、まだ感染していない。そうしたら、それはやっぱり個人としてはうつるわけですね。

上久保　出会ったらうつりますね。

小川　ただ、確率論としては、もう五二%で全体としてはそこで止まるという話ですね。

上久保　そういうことです。だから集団免疫という言葉が誤解を生むなら、何%感染して既に免疫を持っているということでいいんですけどね。

小川　なるほどね。いずれにせよ、一定の人数までうつっちゃうと、それから後はウイルスを持っている保有者と、そうじゃない人が出会わなくなってくるわけですね。

上久保　そうです。出会えないんです。

小川　出会えないから、そのあいだにウイルスが消えてしまうわけですね。

上久保　個々人の中でも二週間経って、抗体ができたら消える。

でも、ものすごく弱い、もう九十歳ぐらいの方で、寝たきりになっているような方のところに、ウイルスを持っていったら、亡くなることはある。

小川　当然、そうなりますね。だから、集団免疫があるから、誰にもウイルスがうつらないという話ではない。マクロと個別例を混同されると、誤解を呼びます。

上久保　ただ、うつっても大丈夫な状態が集団免疫なんですよ。免疫を持つ人々の割合が一定の値に達すると、病気が徐々に集団から排除されるようになる。これを集団免疫と言います。

小川　そこがもう一つわからないな。

上久保　例えば今、重症者や死者が非常に少なくなっていますでしょう。これは既に多くの方が既感染パターンだからです。そしてその方々が免疫の壁となってウイルスの前にたちはだかっているので、感染させようと思っても、まだ免疫をもっていない人に出会うことができないのです。こうした状態を、個人の免疫ではなくて集団免疫といいます。

小川　なるほど、免疫の壁か……。ウイルスが拡散しようがない状況が生まれるわけなのですね。同時に、そうした状況を重ねてゆくうちに、皆、何度も感染を重ねて免疫記憶を持つようになる。

上久保　二度目、三度目、四度目、五度目。ブースター効果と言われています。自然に感染した時や予防接種を受けた時に、再感染、あるいは予防接種を再び受けますと、エンジンがかかって、血中の抗体が前より、より強く、早く、さらに高く上がる性質があります。これをブースター（Booster）効果と言います。

これは、生体の免疫担当細胞が出会った病原体をメモリーとして記憶している為です。簡単に申しますと、ずっと車を車庫に入れたまま、乗らないで置いておくと、バッテリーが上がってしまいますよね。時々エンジンをかけて、バッテリーがあがってしまわないようにしておくといった感じです。

抗体もそうですが、再感染が無ければ徐々にレベル以下に低下してしまいます。生ワクチンでは抗体は長期間持続はしますが、地域に感染症が無くなれば抗体はレベル以下に低下し、もう一回接種が必要になります。

小川　それから、既感染と言う事で申しますとね、新型コロナの抗体ができる、免疫ができると言うけど、これは旧型の抗体は全然、効かないんですか？

上久保　ウイルスのスパイクではなくN抗原という部分には旧型と新型で一致する抗体ができます。

小川　スパイクに変異が入るのが新型コロナだからN抗原の部分は共通な訳だ。

上久保　ええ、N抗原に対する抗体は結構残るのです。だから三年前、四年前の検体を見てみたら、T細胞の陽性率が四、五〇％ある事が学術誌『Ｃｅｌｌ』などにいくつか出ています。S型とK型より前の、スパイクの変異が起きていないときの検体でも、残っている。

小川　免疫記憶が？

上久保　免疫記憶が残っている。これを交差反応といいます。簡単に言いますと、『Ｃｅｌｌ』に掲載された米国の論文では、風邪のコロナウイルスに感染した経験をT細胞が記憶しており、新型コロナウイルスに対しても反応することが報告されている。ある病原体に対して起きる免疫反応が、別の似た病原体でも起こりうる。こういうことを「交差反応」と言います。

小川　「交差反応」は今回も働いているのですか？
上久保　働きますね。
小川　それは興味深いですね。変異に対して、旧コロナでの免疫記憶は有効で、その上で、更に新型に感染する事で新しく対応できる抗体も形成されるという理解でよろしいですか。
上久保　おおむねそういうご理解でよろしいです。

日本人に死者、重症者が少くなった理由

小川　ただ、今回のS型とK型では抗体のでき方に差があるのではないかというのが先生のお説でしたね？
上久保　そうなのです。S型とK型は実は中和抗体ができにくい構造になっています。Sの変異が場所的にそうなのです。
小川　中和抗体というのはどういう意味ですか？

上久保　抗体とは病原体が体内に侵入してきたときに、その病原体と戦うために体がつくる「武器」です。ところが、抗体は種類により、病原体をやっつけることができる場合とできない場合があります。病原体を完全にやっつけることのできる抗体を「中和抗体」と呼びます。その「中和抗体」ができるか、病原体をやっつけることのできない抗体ができるかは、病原体によります。

「中和抗体」ができる病原体で有名なのは、麻疹、風疹、ポリオなどです。これらは、ワクチンを（複数回）うつか、一度罹患すれば、それ以降はかかることがありません。B型肝炎ウイルスの抗体も一度できればほぼ一生B型肝炎ウイルスにかかることはありません。

一方「中和抗体」ができない病原体もあります。病原体が体内にいることはわかるのですが、病原体をやっつけることができない「役立たない抗体」しかできない。この「役に立たない抗体」を「特異抗体」と呼んだりしますが、特異抗体しかできない病原体の代表が、HIVやC型肝炎ウイルスです。こうしたものはワクチンができませんし、ADEを起こし易い。

S型やK型も中和抗体ができないのです。そして特異抗体ができてしまう。特異抗体は、新型コロナだと認識はできる。でも、やっつける力が弱い。ところが、K型は中和抗体はできないながら、幸いにもT細胞がサイトカインを非常に強力に出すので、ウイルスを抑制できるのです。それに対してS型はT細胞の反応が弱いんです。だからそこにG型が来たときに、ADEを起こすのです。

小川　ADEについては既にお話し頂きましたね。

上久保　抗体依存性感染増強というメカニズムの事でしたね。ウイルスに対して、中和抗体ではなくて、特異抗体だけができてしまい、逆に、劇症化を呼びます。

そのメカニズムを新型コロナに即して申し上げれば次のようになります。S型の特異抗体は、中和抗体ではないので捕まえたウイルスをやっつけることはできません。しかし捕まえることはできる。だから、血管内皮や様々な組織の細胞などに出ている受容体、これをFcγ《エフシーガンマ》レセプターと言いますが、それに結合します。こうして、武漢Gや欧米Gなど強毒性のウイルスはFcγレセプターを出した細胞内に入ることができるようになります。しかし特異抗体はウイルスをやっつける事はできないから、細胞の中でウイルスが増殖してしまう。それがある段階で爆発的に吐き出されるといきなり劇症化して倒れるような現象を起こすのです。

小川　そうすると、例えばS型に罹っていてK型に罹っていない。そこにG型が来るとADEで劇症化してしまう人がたくさん出てしまうという理屈になりますね。

上久保　欧米はそうしたメカニズムで、欧米G型によってADEが大量に発生したのではないかと推定しています。

小川　欧米でもS型は入っていたとみるのですか?

上久保　そうです。S型は二〇一九年十二月ですから、入っているんですね。

小川　十一月から一月初旬までの三カ月ですね。

上久保　その頃は全然制限も何もないですから。アメリカは一月下旬、武漢の閉鎖になった途端に入国を禁じました。この一月下旬は丁度K型の入り始めです。それを日本は入れたが欧米は入れなかった。その上、アメリカではインフルエンザの流行が強かった。だからなおさら、K型が入りにくかったのです。

小川　ヨーロッパでも、先生のリスクスコアの危険度が高い地域は、インフルエンザが流行ったところなんですね。

上久保　そうです。それでK型が入れなかったところで、遥かに大きなR０を持つ欧米のG型が微量ながら流入して、それが爆発する事になったと推定されます。

小川　S型の場合中和抗体ができにくいというのは、疫学的な話ですか？

上久保　違います。これはスパイクの構造解析でわかるんです。

小川　なるほど。それは実証なんですか。

上久保　ええ。構造解析データを、五月二日のCambridge Open Engageに投稿しています。中和抗体ができにくく、特異抗体しかできないということは、データで出しています。

小川　K型のほうは？

上久保　これも解析しますと、構造上は中和抗体はできないんです。ところが、インフルエンザの流行カーブから見ると、瞬時にインフルエンザを収束させるほどの抑制力があります。ここから、KはT細胞のサイトカインを強力に誘導すると推定されます。だからここが構造解析と疫学との組み合わせとなっているんですよ。

小川　なるほど、段々分って来た（笑）。さらに、ＧＩＳＡＩＤで見れば、どの変異型がどの国にいつ入ったかが読めるわけで、それも組み合わせておられるんですね。

上久保　ただし、ＧＩＳＡＩＤは変異型がどのように普及しているかの比率はわからないんです。単に各国から出された検体をそのまま一覧にしているだけですから。例えば、今回、日本はＧＩＳＡＩＤへの検体の提出が殆どありません。感染者もいれば変異もあるのに、国立感染研かどこか知らないけどきちんとデータを出さないからよく分らないのです。ところが、もしそろそろ出そうかなと感染研が判断して、ホストクラブでの陽性を五例、今日あたりＧＩＳＡＩＤに送ったとします。そしたら、日本で五例出たという話になるでしょ。だからＧＩＳＡＩＤで定量性は確保できないです。

小川　なるほど。恣意的に出しちゃったらそこで意味がまるで変わってしまう……。

上久保　そうです。だからわれわれは理屈の上で、こういう順番で、こういうような形に来て、ということがわかっているだけであって、検体の側がきちんと整備されているわけではありません。

小川　だから逆に、検体がどうという調査以上に、疫学とＧＩＳＡＩＤの遺伝子変異の解析による組み合わせの方が有効なのですね。

上久保　組み合わせた上で、自分で解析するほかない。ＧＩＳＡＩＤには、遺伝子変異の情報までしかありませんから。

小川　なるほどね。

上久保　色々な専門家の知識が断片的なのが、話を面倒にしているように感じますね。免疫の人はウイルスの知識がないし、逆もまた然り。だから私らみたいに、全体的にだいたいわかっていないと、説明しても分って頂くまでに時間がかかる。

小川　その為にこの本でも根掘り葉掘り、素人のしつこい質問をさせていただいています。

上久保　例えば僕は、抗体検査キットなんて、カットオフ値は大体、全員が陽性に出るくらいにしとけばいいんですと申し上げて、小川先生をびっくりさせましたけど。

小川　ええ。その時は意味が分からなくて……。

上久保　それはどういう事かと申しますとね、抗体の絶対値を計測するのは無理でして、代わりに抗体に反応する光シグナルで計測しますので、仮に抗体を十分獲得していても、そのシグナルが低く出ると陰性になってしまう。そういう検査を用いてたら、実際は抗体をもっている若者でも、偽陽性が出て働けなくなってしまいますね。それでは困りますでしょ。検査とは絶対的なものではないんです。簡単に違う結果も出てしまうし、逆の結果にもなるものなのですよ。皆さん、検査を絶対視しすぎている。

小川　日本人が既に中和抗体やT細胞免疫を獲得している事は、検体の上からでなくとも、疫学から明らかだという事ですね。そうすると、逆に武漢で大騒ぎにならなかったならば、世界中で無症候のまま多くの人が罹患するだけで、こんな被害を出さずに、忘れ去られていったのではないか。

上久保　それが武漢で気がついちゃった。

小川　約四千人亡くなったから……。

上久保　あれは、二つの理由が考えられます。まずは、武漢で武漢G型の変異が発生したとすると、武漢においては、K型が不十分な時に武漢Gの変異が起こった可能性があります。欧米と同じ原理です。しかし、武漢以外の中国全域は、SもKも十分感染した。また、武漢では恐慌をきたして人々が病院に殺到した為、医療崩壊が起こったから、院内感染の連鎖によって約四千人まで亡くなってしまったのかもしれません。これは中国に限りませんが、世界中でもっと実態を公にしてもらわないと病理学的な議論はできませんが。

小川　武漢市の当局や共産党政府がビックリしちゃって、閉鎖だ、ロックダウンだと騒いでしまった。

上久保　正直にいうと、武漢が騒がずに通常医療で対処していたら、世界中でこんな現象は起こらなかったと思いますよ。

小川　自然な対処をしていれば良かった。

上久保　中国の慌てぶりを見て、世界中も慌ててみんなロックダウンした。だからこんなことが起こってしまった。しなかったら、S型、K型もきっちり入ったんです。そうすればG型の被害も少なかった。結果的には自然の摂理に反する事をした国ほど、大きなダメージを受けた。

第五章　これからの人類と新型コロナ

新型コロナはもうすぐ消える

小川　前章の続きですが、中国自身がパニックを起こさなければ、つまり大宴会をして急性肺炎のような症状がたくさん出たからといって、基本的には普通の対処をして、ロックダウンも宣言しないで……。

上久保　そうです。ただ普通の医療行為だけで対応していたらよかった。

小川　その場合どうなったんですかね、世界は。

上久保　そうなっていたら、世界中何も起こっていなかったと私は思いますよ。

小川　この新型が出るのは、先生は十年に一度位と推定されていますね。

上久保　十年前、二〇一〇年にインフルエンザの流行カーブは抑制されていますので、もしかしたら、十年に一度くらい、スパイクに変異が入るのかもしれません。新型インフルエンザも十年サイクルですし、そこには人とウイルス、ウイルスとウイルスの共生関係の何らかの法則があるように感じられます。

小川　では次には二〇三〇年に何か変異が起きるという事になるのですか。

上久保　今回ロックダウンなど不自然な事をしたのでずれ込むかもしれませんが、大体十年後という事になるかもしれませんね。

小川　では十年単位ぐらいに、新型が出てくると、旧型は消えちゃうんですか？

上久保　消えます。例えば、S型の後にK型が入ってきたら、S型はなくなる。GISAIDを見ていただいたら、初期型はどこにもうないんです。

小川　では、去年までいたコロナは消えて、今のコロナがこれからは世界のずっと標準のコロナウイルスになるのですか？

上久保　いえ、そうではない。もうすぐこれは消えます。スパイク変異のコロナウイルスは、十一月くらいに終わるので、その消失を待って、スパイク変異のないコロナウイルスが出てきます。例年同様、インフルエンザの流行とコロナの流行は、同じタイミングで始まります。十二月はコロナとインフルエンザが混合しています。完全に両方消えるのが来年の三月くらい。これは恐らく高橋淳先生と一致した考えです。ただし、もしかしたら、変異コロナが終わった途端に新型インフルエンザが出ないとは限らないとは思います。

小川　今年の十一月におわるのですか？

上久保　ええ、大体十一月から十二月ですね。今年で終わるというのは私の意見でして、高橋淳先生とは若干異なるかもしれません。私たちの間でもそれぞれ考えが異なります。

小川　なるほどお二人の間でも見解が一致しない事はあるんですね。いずれにせよ、変異が終わるとその後はどうなるのですか？

上久保　またコウモリから普通の、スパイクに変異が入っていない旧型が、人間に感染して、例年の状況に戻ると思いますよ。

小川　また変異がないものが来年からまた戻るのですか。

上久保　そうです。もう一回スタート。それがずうっと九年間続く。そして十年目にスパイクに変異が入ります。

小川　そこまで明確にパターンを読めていた研究論文は今まであるのですか？

上久保　これは、現時点では私の推量、仮説の域を出ていません。研究論文はあるかどうか調べていませんが。

小川　そこまで明確におっしゃる理論的根拠を簡単にお教えいただけますか？

上久保　S型、K型、武漢のG型、欧米のG型、H型と変異してきている事は既に何度もお話ししましたね。変異の数は、十二〜十四。これでスパイクの変異可能な数を満了し、変異する場所がなくなるんです。最後のスパイクの変異を持ったウイルスに感染、曝露して、それが我々の免疫で抑え込まれたら、ウイルスを保存しない限りは消えると思います。K型と武漢G型のR0値は、約二と約五です。仮に千人の人を前にして、感染競争を行った場合、一人が二人に感染させていくのと、五人に感染させていくのでは、どんどん五人の方が感染者を獲得していきますね。2×2×2と5×5×5では圧倒的な差が出ますので、K型はG型を前に消えてしまうのです。こうして、R0が小さいウイルスは消滅していきます。そして最後の変異株が、生体の中で免疫が獲得された段階でなくなりますので、保存しない限りは地球上から消えることになります。そうしますと、新たに旧型コロナがコウモリなど様々な動物自然宿主から再び人間にうつります。新型コロナが消えて、ウイルスの真空状態になると再び従来型のコロナが動物からうつる、といった感覚ですね。
小川　では十年後には、今回のように人類全体がパニックを起こさず、やり過ごしたら、ここまでのことは起こらない。

国を閉めたから劇症化した

上久保　コロナに関しては何もしたらダメなんです。肺炎が起こったときは、肺炎に対処していたらいい。
小川　従来のように共存しながら、重症者を防ぐだけが一番よいというわけですか。
上久保　中国、武漢で人が通りで突然倒れたり、映像によるパニックが先に世界を席巻してしまいましたでしょ。だからビックリした。でもコロナの場合は慌てない方が良いのです。慌てないで、コロナであることをまずは見極める。
小川　あの映像を見たら、ビックリしますからね。
上久保　そうなんです。このごろはインターネットによって情報がオープン化したので世界が同時にパニックになるという弊害が今回顕著に出たと思います。

小川　ほんとですね。しかし、お医者さん自らが感染して若い医者もずいぶん亡くなったでしょう。あれは恐怖ですね。どうもただのウイルスとは到底思えない。何か途方もない狂暴化したウイルスだと私も感じたし、ウイルスの専門家らの一部は変異情報の中に危険な要素――エイズやエボラの配列と近いものがあると指摘し、パニックが一気に世界化しました。そうした点はどうお考えですか？

上久保　慌てないことだと思います。兎に角コロナなのか？　インフルエンザなのか？　それともエボラだとか、非常に狂暴なものなのかを見極める。

小川　なるほど。

上久保　今となっては、コロナ＝風邪への対処として大きな教訓とすべきだと思いますが、根本は、武漢の数々の衝撃映像を見た途端に、世界各国が国を閉めたことが間違いだったのです。国を閉めたら、ロックダウンせざるを得なくなる。

小川　それは何で？

上久保　要するに免疫が作れなくなるから、むしろ劇症化し易くなる可能性を考えなくてはならなくなる。ハイリスクになれば、もうロックダウンして、人の移動を制限して、感染が広がるスピードを落とす以外対処しようがなくなるからです。しかし、永遠に無菌室に世界中の人が入っていることは不可能です。

小川　世界の常識とまったく違うんだな。世界の常識は上久保先生の非常識というわけか。

上久保　私も決して大それたことは言えません。非常識とは言えません。みんな必死だったのだから偉そうなことは言えないんですよ。私だってその場になればどう判断したかわからないと思います。しかし我々は、インフルエンザの流行カーブをキャッチして予測理論を立てた。それが相関性の非常に高い結果を出している。今はもう遺伝子解析もできていますからインフルエンザと関連させる必要はないですが。そして次に新型コロナが来るのは二〇三〇年かもしれないし、また、その前年の二〇二九年に新型インフルエンザが来るかもしれません。これはさらに我々研究者が皆で研究するしかありません。

小川　そうすると、新型コロナでは世界が閉鎖した事が大きな間違いであった。しかし逆に、エボラとか、ＳＡＲＳみたいなものであれば、国内に入れないようにただちに空港閉鎖するのは正しいのではないですか。

上久保　その場合は、こちらが閉めるのではなく発生した場所を閉鎖するしかないですね。でもこちらが閉鎖しちゃうとダメですよ。

小川　それは何故なんですか？

上久保　コロナなどの無症候性の多い感染症は、我々の知らない間にほぼ確実に入っているものだからです。

小川　なるほど。

上久保　つまり、エボラなどの場合は発生した地域を閉鎖します。で、われわれは当然そこには行かない。

小川　先程は世界の常識は上久保先生の非常識と申し上げたけれど、エボラの常識はコロナの非常識と言いますか、激烈な症状を伴うウイルスは閉じ込める。しかし無症候のウイルスは平常運転を続けないと寧ろ危険だというわけですね。ただし、十年に一度は、通常のときよりは怖いウイルスになる。

上久保　そうです。二〇三〇年は、インフルエンザの流行カーブを見ておかないとダメですね。いや、毎年見ておくべきですね。ロックダウンしたせいで十年サイクルとは限らないですから。何をするにしても慎重でないとダメなんです。

小川　それは必要なんだな。

上久保　はい。そして、ここでS型が入ったな、K型が入ったなと確認する。でも確認したら何もしない。コロナのような感染症の場合であれば、世界中、絶対何もしない。閉鎖はしたらダメですよ。いや、絶対って言ったらいけないか。

小川　それでも新型コロナの発生は確認しておく必要がある。これは医療体制を整え、どの国やどの地域のリスクが高いかによって医療資源を集中したりするため、迎え撃つ態勢を整えるためだという理解でよろしいですか。

上久保　はい。その通りです。インフルエンザの流行カーブの解析は是非、世界中でやるべきです。バイオテロにも対応できるかもしれない。Cambridge Open Engageにも書いてますが、スパコンより早く予知できる可能性もあるんですよ。それとやはり、おっしゃるように医療資源の分配を考えることができるのが大きいと思います。

免疫がなかったイタリアの医者の悲劇

小川　しかし、今回、医療現場で若い現場のお医者さんが、例えばイタリアなんかでは、かなり犠牲になりました。こういうのを見ると、なかなかほっといてくれ、ほっときなさいと先生が言っても、怖がる人はたくさんいますでしょう。

上久保　これはどういうことかというと、国を閉鎖して、免疫が正しく形成されなかったからです。イタリアのようにそういう国の医者は、お医者さん自身がK型に感染できていなかった可能性があります。そこにコロナの感染者がいっぱい押し寄せてきた。院内はウイルスがもういっぱい飛散している。だから極めて大量に曝露して、悲しい事ですが、即死に近い形になってしまった。私は、「免疫がない状態での大量曝露」という現象だと推測しています。

小川　今回、世界中で武漢に始まって、アメリカもイタリアもイギリスも院内の感染爆発が大変多かったと思うんですが、それはウイルス自体の毒性が、例えば日本より遥かに強いというよりも、ウイルスが集中して押し寄せて、量によって変わるんですか。

上久保　ええ。ウイルスの毒性はどちらにしても非常に強いんですよ。免疫がなければひとたまりもありません。変異で毒性が強くなるとか、逆に弱毒化するという事はありません。免疫ができればうつらなくなる、軽症で済む。免疫がなければ重症化するし死ぬんです。

イタリアなどの病院で生じたのは、部屋も患者で一杯になっちゃった。人工呼吸器もなくなるという状況で、最初は重装備であったかもしれませんが、途中からは、医療物資も不足して、K型の免疫を持っていない医師が診察し続けなければならなかった可能性があります。切羽詰まったなか、ウイルスが大量に発生していたのだから曝露するに決まっています。免疫を持っていなければ、肺でウイルスが増殖した可能性があり、そのため陽性になった途端即死に近い状態になったのかもしれない。

小川　ウイルスが体に入りますと、量が少ないと大丈夫だったり、多いと症状がひどくなるとかあるんですか？

上久保　ウイルス量は当然重症化や死亡と関係あります。ただし、免疫が全くなかったり、とても高齢であったり、極めて重篤な基礎疾患がある場合は、ウイルス量が少なくても、倍加時間が長くなるだけで、死んでしまうこともある。

小川　免疫形成がうまくできていないところに大量に曝露して、若い医師たちが続々と亡くなったという事だったのですね。

上久保　そうです。更に言いますと、欧米ではＡＤＥ（抗体依存性感染増強）が起こってしまったことはすでにお話ししましたね。ＡＤＥは極端な症状が出ますから、益々恐怖を掻き立てる事になったわけです。

小川　要するに非常に大きなウイルス対人間という関係で、不自然なことをした。中飛びで、Ｋ型を飛ばしちゃったのは、不自然なことをしたからだと。

上久保　そうです。たったの一カ月の差なんですよ。たったの一カ月ちょっとです。へたなことをしたら世界中でとんでもない現象が起きてしまった。

渡航制限で感染爆発が起きた

小川　しかし今も日本では奇妙な自粛モードが抜けきれない。

上久保　閉鎖を続けていると再び感染爆発が起こります。閉鎖しろと言ってきた人の責任になります。私どもは四月の終わり、遅くともゴールデンウィーク明けには、科学的には渡航制限を解除できると思うと言ってきましたよね。小川先生から政府にもお伝えしていただいていたと思います。

小川　しかし、マスコミや一部学者、小池百合子東京都知事ら一部首長の、移動するな、飲食店に行くな、検査しろというキャンペーンは怖ろしい程強力で長続きしています。

上久保　日本政府はその圧力に負けずにＧｏＴｏも推進し、指定感染症も八月下旬の安倍総理の辞任表明会見で見直しを言明、十月、十一月から感染爆発が生じる可能性はだいぶ低くなったと思います。

小川　もしそうならパニックがパンデミックを生む人災を、何とかギリギリで安倍政権が食いとめた事になりますね。

それ以外の点では日本はどうしたらよいのか？

上久保　開国ですね。八月には開かないとダメですね。これ以上閉じていたらえらいことになります。

小川　海外とは渡航制限なしにする。

上久保　なし。日本を開くんです。入ってきてもまだ大丈夫だと思います。そんなことは言ったら怒られるのかもわかりません。科学者がそんな断言をすべきではないと、おためごかしに言われますよね。

小川　命がかかわっているのに、断言するなど怪しからんと言われますね。

上久保　私に言わせれば、命がかかっている。だから断言しているんでしょという話です。誰も断言なんてしたくないですよ。しかし、逆に、国を開かずに、免疫形成に不自然な穴を開けたら、大なり小なり欧米を直撃したのと同じ現象が日本でも起きますよ。あなた、責任をもてますかという話です。永久に閉めていることはできるのですか？　そうすれば益々免疫がなくなっていく、どんどん大変になっていく。免疫は閉めれば閉めるほど廃れていく。企業は倒産し、自殺者は増える。誰かが開いても大丈夫と言わないと、どうなるんでしょうか？　私は科学者です。本来なら、こんな社会問題において断言などしたいはずがない。しかし先生と私は、ゴールデンウィーク明けには渡航制限解除が可能だと、勇を鼓して意見書を提出していました。

小川　しかし世界がみんな怖がっているから、世界の側がなかなか来ないかもしれませんね。

上久保　でも、ずっと開いておいたらいいと言わないといけない、日本としては。私はつらい立場です。

小川　国内の移動はもちろん大丈夫ですね。

上久保　大丈夫です。ただし、先生には四月から一貫して申し上げているように、離島や過疎地、非常に厳格に隔離された老人施設だけは免疫形成が不充分なので、慎重に見極める必要があります。

小川　七月十一日に、感染者数が東京都中心に増えている事に対して、菅義偉官房長官（当時）はこれは「東京問題」だと言った。

上久保　ちょっと非難めかしておっしゃってましたね。

ＰＣＲ検査を煽った狂気の洗脳

小川　つまり七月十一日の段階で、新型コロナ問題は、小池都知事の政策判断、いや政治ショーであって、感染症問題ではないと菅さんははっきり言った。そして菅長官はＧｏＴｏ運動を主導した。ところが、マスコミの凄まじいＧｏＴｏ非難が始まる。ＰＣＲで感染者増を煽って日本を委縮させる狂気の洗脳が七月から途方もない勢いで開始されました。その結果、政府はＧｏＴｏ運動を進めているのに、大企業などが大幅に出張を控えて、新幹線ががら空きという異常な状況が続きます。政府の方針を信じないで、マスコミの煽りを大企業の経営者らが信じる。

この県を跨ぐ移動の制限と並んで、もう一つ根強くターゲットにされ続けたのは夜の街です。

陽性率も非常に高いと、ホストクラブなどひどく批判されてきましたがどうお考えですか？

上久保　それはキスしたりする機会が多い場所は喉から喉にうつりますから、かかりやすいのは事実です。でも人がいればクラスターはどこでも発生しますからね。

小川　マスコミでも東京の小池都知事でも、まず自分の会社や都庁が全員ＰＣＲやればいいんですよね。必ず陽性者がいます。

上久保　ホストクラブよりは少ないですけどね。しかし実は、ホストクラブではなくても、町でも知らない間にうつりますよ。町を歩いていて、何か咳や痰がでて変だな？というのはそうです。

ホストの方は、二十、三十歳ぐらいの方で、もともと免疫を持っていないということはありえない。既感染パターンで、免疫を持っている人に、ウイルスが曝露しているわけだから重症化はしません。それを集団検査で、カウントしにいっている。それは検査はやっただけ増えますよということです。

小川　では、夜の街についてはどうしたらいいですか。

上久保　検査はやらずに、普通に店を開いて、商売をされればいいだけです。躊躇《ちゅうちょ》はいりません。

小川　なるほど。しかし銀座なんかだと客層は五十代から七十代が中心だけど、このあたりはどうですか？

上久保　大丈夫です。七十の方って、今、元気ですよね。遊び歩いている人というのは免疫を持っていますから大丈夫です。ですから、極めてシビアな免疫不全とか、もう基礎疾患が重くて例年でも風邪をひいたらすぐに肺炎になってしまいそうな、病院に寝たきりになっておられるような方だけ、慎重に対処すればいい。

小川　老人ホームなどはどう対処したらいいのでしょうかね。

上久保　例えば、この数カ月、楽しく慰問で何か来ていただいて、職員さんとお話をすることがあってというような人は大丈夫です。何らか外から人が入りますから、うつっているんです。抗体ができていると考えられる。

小川　このあたり何度も確認になりますが、要するにこれはエボラじゃなくて、コロナだよと。コロナというものは、常在ウイルスで、非常にR０が高い。

上久保　高いです。

小川　新型は変異で当然R０が非常に高くなっていると思いますが、旧型でどのくらいなんですか？

上久保　コロナ型ウイルスについては今までどんな研究者も正確には測っていないと思うので、断言できませんが、集団免疫に必要な感染者数は六〇〜八〇％くらいでしょうか。

小川　コロナはほとんどの人は無症候で気付かずにうつしあって、たぶんそのくらいの感染者を例年出していたということになるわけですよね。旧型コロナですらその位の人が感染し続けてきた。それよりはるかにR０値が高いために大きな脅威となった新型コロナウイルスの感染者が、それより少ないはずがないというのは、算数以前の常識の問題のような気がします。

上久保　今回のようにスパイクに変異が入ったときにはうつす確率は高くなります。だからこそ気がつかない内に、それをうつさせておくのが必要なのです。コロナの場合は順番に罹らないとダメ。

小川　素直に罹る事が必要だというわけですね。

上久保　素直に、もう自分ら、お手上げですということにして。

小川　それは今回の実態が証明していると考えられますね。日本あるいは中国周辺国、いや北京や上海も、感染爆発は起こっていなかったわけですね。ロシア、中国本土、ＡＳＥＡＮ、日本、朝鮮、オーストラリア、ニュージーランドぐらいまでほとんど感染爆発が起こってない。

上久保　いえ、感染爆発は起こっている。感染は全員している。ただひどい症状は起こっていない。ＡＤＥは起こっていない。

小川　早く閉めた台湾などはどうお考えですか。

上久保　台湾は早く閉めたんですけども、むしろ閉めるぞという噂が流れた途端に、先にバーンと帰ってきている筈ですよ。経済的、血縁的に中国と関係が濃く、近い国ですから。

小川　あそこ、狭いですしね。

上久保　はい、入ってきたら、もう広がるんです。

小川　台湾の場合は、数万人が帰ってきたとなったら、それだけで完全に感染拡大するだろうな。しかしＰＣＲなどで陽性者も殆ど出なかったのではなかったですか？

上久保　詳しく調べていませんが、既に感染済みでウイルスが抑え込まれているので、ＰＣＲ検査の結果は逆に陰性にでるでしょう。

抗体検査とは何か

小川　抗体検査も本来必要ないかもしれませんが、これだけ騒ぎが世界化して長引くと、抗体を持っているという実証は必要になりますね。

上久保　安心材料としては必要かもしれません。既にお話しした村上康文理科大学教授の検査キットであれば、検査学の実際的なことを知っている研究者なら、生データを元に正確にカットオフ値を決めることはできるでしょう。

小川　先生ならそれが可能だという事でしょうか。

上久保　ええ。

小川　それは心強い。抗体検査については今後も世界的に議論の的となり続けると思います。本書でも、ここで改めて多角的に検討しておきましょう。

この村上教授の検査では五月から八月に首都圏で、ボランティアで集めた十代から八十代の三百六十二検体を使ったということです。複数の抗原を用いて精度を高めたところ、村上教授は約一・九％で陽性の結果が出たと発表されました。これは厚労省が実施した抗体検査での、東京の抗体保有率〇・一％に比べ、遥かに高い水準になります（図表11＝128頁）。

しかし、上久保―高橋理論では、集団免疫が日本では達成して久しいとされている。そうすると普通抗体の保有はもう少し多く、何十％という結果が出ないとおかしいのではないか？　どう考えたら良いのか。

その辺りを改めて整理してまいりましょう。

まず、抗体キットそのものについて伺います。抗体キットの指標としての価値はどのあたりにあるのでしょうか？

上久保　抗体キットは、今の所、免疫を持っているかどうかを測る主流の検査方法ですね。既にお話したように、抗体は免疫機能の中では最終兵器ですから、たとえ抗体が出ていなくても、自然免疫で退治してしまえる場合もたくさんあります。だから抗体検査で充分な抗体値が出ないからと言って免疫がないかというと、一概にそうは言えません。

小川　なるほど。先生が最初にお示し下さった図表2「免疫のシステム」(39頁)を改めて拝見しても、確かに抗体は免疫システムの一部に過ぎないのがよく分りますね。

上久保　ええ。ところが免疫全体を計測するのは難しいのです。実験室の中で自然免疫を色々調べるだけなら可能ですよ。例えば、私どもの研究室では、免疫不全マウスにヒトのT細胞を移植してヒト化免疫過剰マウスモデルを作成し、サイトカインがいくら出ていて、そこに我々の新薬を投与したらどれだけ抑えられるか、また反対に上げることができるかなどという実験は既に行っています。研究室の中で自然免疫の研究を多面的にするのは普通にできる。ところがこれをキットとして実用化するのは難しい。

小川　そうすると、獲得免疫ではなく自然免疫が新型コロナでどの程度機能しているかを調べるのは難しいという事になりますか？

上久保　ええ、何よりも食細胞が新型コロナウイルスをどれだけ分解、消化するかを見るのは、一般的な実験では無理でしょう。自然免疫には「Tooll-Likeレセプター」という受容体がありますが、そこにどのように反応を出すかを見るのが難しいからです。その上、指定感染症のウイルスを扱ってよい組織は日本国内で数か所もありません。だから法的な意味でも制約がある。

小川　では、抗体検査が一番結果が出やすいということは言えるわけですね？

上久保　そうです。一番易しい方法なんです。

小川　そうすると、検査方法が他にない中で、免疫が既にあるかどうかを測る上で、やはり抗体検査が有力な手段なわけだ。そうした基本認識を確認した上で、村上教授のデータの読み方についての話に移って行きたいのですが……。

上久保　今回村上教授が作った抗体キットは、N蛋白とS蛋白をどちらも捕捉できるものを作られているという事でしたね。

小川　両方を覆っている。

上久保　そういうことですね。ですから現在出ているものの中では精度は大変高いと思います。

小川　しかしそれにも関わらず陽性率が一・九％というのはどういう事でしょうか。

上久保　まずＩｇＭとＩｇＧの事を改めてご説明致しますね。図表13を御覧ください。岸本寿男先生という人が、『感染症の基礎と臨床　診断―血清学的診断・化学療法の領域』という著書で、典型的な推移パターンを示しておられます。これをご覧いただきますと、初感染が実線、再感染が点線になっていまして、初感染を良くご覧いただきますと、ＩｇＭが先に出ています。それからＩｇＧが出てくる。これが初感染パターンです。

小川　ＩｇＭがちょっと下がりかけた時に、ＩｇＧ抗体が出てくる。

上久保　そうです。入れ替わるようにＩｇＧ抗体が後から出てきます。そして感染の極期が終わりますと、ＩｇＧは下がってくる。一方再感染パターンは点線ですが、ＩｇＧが感染の最初から上がっているんですね。既に感染をしていて、免疫を持っている場合は、ＩｇＧがすっといきなり出てくるんです。村上教授はＩｇＭとＩｇＧが同

図表13　クラミジア ニューモニエ感染症の血清抗体価推移パターン

実線は初感染時の抗体価推移のパターンを示し、点線は再感染時のパターンを示す

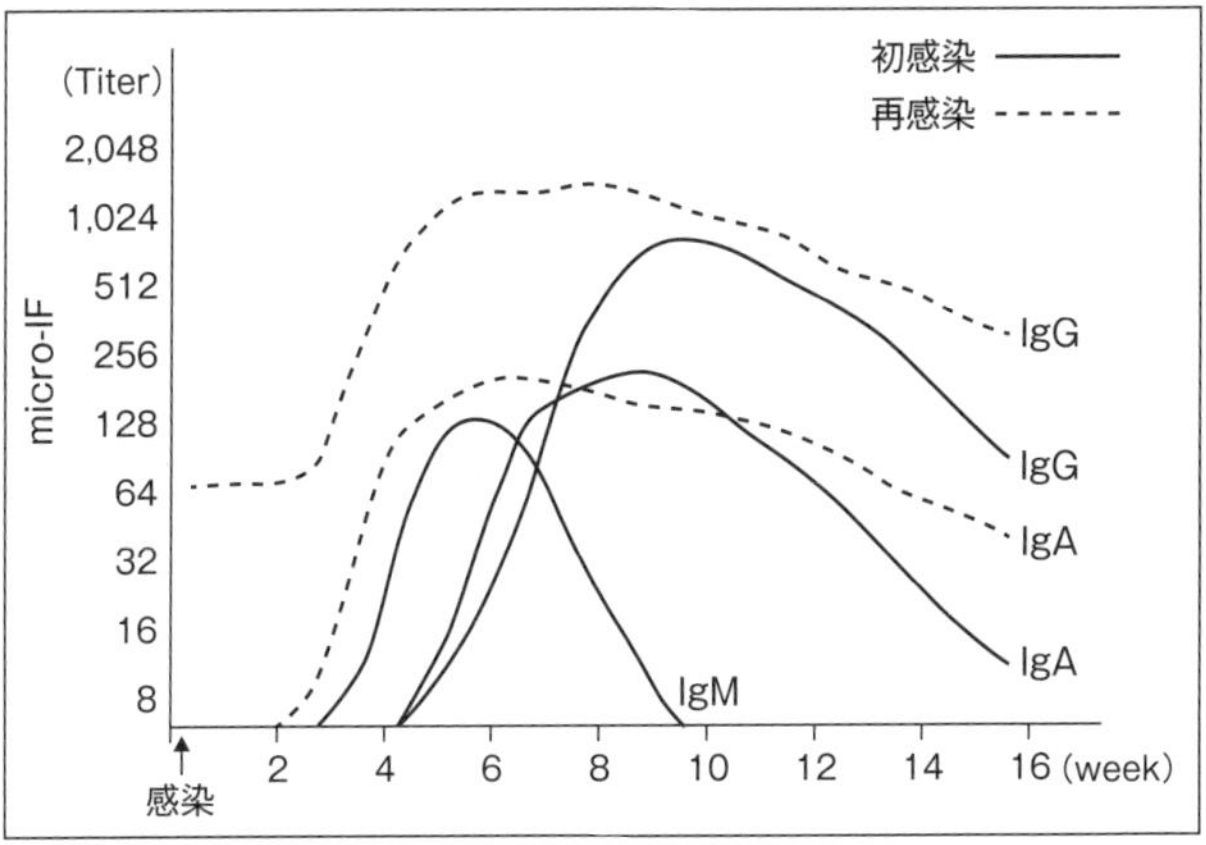

※岸本寿男：Chlamydia pneumoniae 感染症の基礎と臨床　診断―血清学的診断、化学療法の領域、12：2250-2256.1996.

時に上がっているという表現をなさったと思いますが、それは三百八十例の殆どが再感染パターンである、つまり既に感染して抗体を持っているという事を意味しているのです。

小川　なるほど。ＩｇＧの値が小さく見えても、出方そのものが既感染者である事を示しているというわけですか。

上久保　値も抗体を持っている事を示していると思いますよ。図11（１２８頁）を改めてご覧いただきますと、一番上の項目にプラズマという一番小さい値を示した検体があるでしょう。

小川　確かにありますね。

上久保　これが陰性コントロール、ネガティブコントロールです。研究の世界では、感染していない陰性例をまず置くのです。そしてその下に検体がずっと並んでいますが、どの値も陰性コントロールに対して高いでしょう？

小川　確かに。このグラフでは微妙な差に見えますが、プラズマよりはどれも高いようです。

上久保　その中に非常に高く出ているものがありますが、これは入院の症例と仰っていましたね。

小川　村上教授は、今回カットオフ値を決める際には、発症して入院した人の値を基準にして、陽性判定したとおっしゃってました。

上久保　村上教授が陽性と判定されたのは、入院の症例、またそれに相当する症例という事なのです。そしてこれら高い数値を示す検体は、すべてＩｇＭが先に出て、次にＩｇＧが上がっています。初感染パターンです。

小川　なるほど。そうすると村上教授は入院時の非常に高い症例の数値に合わせてカットオフ値を設定されたわけですね。これは現在陽性と言える水準の抗体値を示している。だから確かに陽性率という言い方がふさわしいという事になりますし、それが一般の方々の間でも一・九%もいたというのは相当大きな割合ですね。

それに対して、低い値のＩｇＧが出ているのは、現在は陽性でない。ただしすでに抗体を持っている。既感染でも、もう治っているわけだから陽性率と言うより、抗体保有率と言ったほうが良いでしょうかね？

上久保　そうですね。

小川　そして抗体保有率はほぼ一〇〇%だという事になる。

上久保　そう考えて頂いていいです。感染が終わった後、ＩｇＧがずっと高い値のまま続くということは無いんです。治癒すれば抗体値は急激に下がる。ですから非常に低く見える。これは当たり前のことです。

小川　抗体がすぐ下がっちゃうからまた感染するのではないかと言う人がいますが……。

上久保　そういう意味では全くありません。もう治っている場合は抗体の値が低くなっていますが、抗体が消えていってしまったというわけではないからです。

小川　そうすると、またウイルスが来た時は？

上久保　またすっとＩｇＧが上がってウイルスを退治してくれる。ですから、検体の中に中程度の値が一定割合ありますでしょ。これは感染の極期から時間が少し経ったがまだＩｇＧが比較的多く残っている場合もあれば、再度曝露してまたちょっと上がっている瞬間だとか、そういう値だろうと考えられます。その他の方々の、低い値は、感染極期が終わって抗体が静まっているところですが、でもこれはＩｇＧはある。だから検体例はほぼ全例抗体を持っているということになるわけです。

小川　なるほど。しかしこれは凄い話だな。誰もそんな事、分らないで騒いでいるんじゃありませんかね。

上久保　教科書に書いてあるレベルの話なんですけどね。

カットオフ値が決め手だ

上久保　そもそも、カットオフ値をどう設定するかというのは、非常に大切な事なのに、検査、検査の掛け声ばかり大きくて、肝心のカットオフ値についての社会的な議論がないまま世界中が大騒ぎしているのもおかしな話なんですよ。

小川　カットオフ値というのはそもそも何なのでしょうか？

上久保　カットオフ値の話抜きに、これからの世界の混乱は収拾できないでしょうから、きちんとご説明いたしますね。

カットオフ値というのは、分割点、または病態識別値と言います。検査結果の陽性と陰性を判別する数値です。カットオフ値から上が陽性で、下が陰性という判定が出るのです。例えば癌の腫瘍マーカーでは、値が高くなってきたとか低くなってきたということになります。また、精密検査の対象をスクリーニングするために用いることもあります。例えば大腸癌スクリーニングの場合、便潜血検査のカットオフ値は、約一〇〇ng／mℓです。これ以上数値が高いと、便潜血陽性と捉える。そうでなければ陰性です。この境目がカットオフ値です。ウイルスの場合はこれ以上なら陽性、この数値以下は陰性という判別を検査キットにさせる。その基準値がカットオフ値です。

小川　要するに、病気と認められるかどうかということですね。例えば癌細胞などというのは、人間の中で毎日できたり消えたりしていると聞きますが、それがちょっとでもあるから癌患者だとは言わないわけで、ある程度を超えると、癌患者だと判断して、治療しないといけない。だいたいそういう基準値みたいなものを……。

上久保　カットオフ値と言いますね。

小川　このあたり、かなり多くの人が、検査というものは絶対に正しい、白と黒が一〇〇%わかるものだと思っておられるんですね。そうすると、やれ感染者が何人出たと騒いでますが、ＰＣＲ検査もカットオフ値がどう設定されているか分らないまま使っても意味がないのではありませんか。

上久保　その通りです。

小川　ではこのカットオフ値、実際にはどう設定されるのですかね。

上久保　カットオフ値の決め方というのがあるのです。図表14ですが、「免疫を獲得した人の抗体価分布の一例」とあります。低いところから高いところまで分布をしている。縦軸は対象者数、横軸が抗体価ですが、山のようになって、免疫を獲得した人の分布の形になります。その右側の図を見ますと、「ある病原体に感染していない人を対象に抗体検査を行ったとすれば、抗体価分布のパターンは図14のBに示すパターンをとるだろう」とあります。これを合わせますと、陰性で抗体を持っていない人と陽性で抗体を持っている人で、交わるところがあるんです。L（Ｌｏｗ）とH（Ｈｉｇｈ）と書いてあります。

小川　感染していない人を対象とすると、ほとんどの人が抗体価が非常に低い、無い。それでこういう形になるんですね。

上久保　次の図表15の方が分りやすいかな。抗体を持っている人と持っていない人で、この交わるところの間でカットオフ値を取ります。ＬとＨどちらに近づけるかで、感度とか特異度に影響が出る。

小川　感度と特異度とは何の事ですか？

上久保　感度とは、本当に感染している人が陽性に出るパーセンテージ、特異度というのは、感染していない人が陰性に出るパーセンテージです。両方が適切になるように、このＨとＬの間で最適な値を我々研究者が設定するということです。カットオフ値をＨｉｇｈのほうにしますと、特異度は高くなりますが、感度は低下します。反対

図表14　免疫と抗体価分布

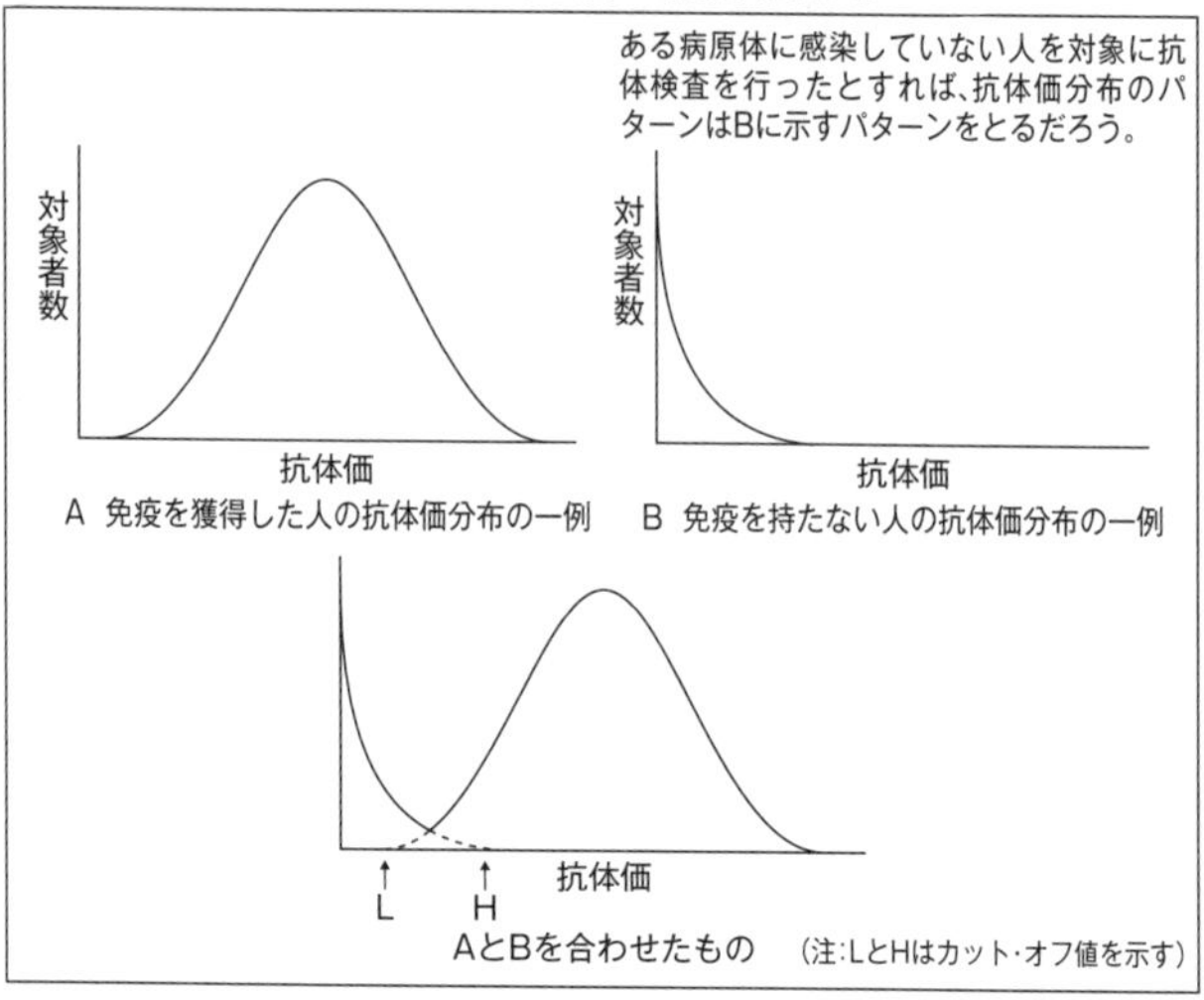
ある病原体に感染していない人を対象に抗体検査を行ったとすれば、抗体価分布のパターンはBに示すパターンをとるだろう。
対象者数
抗体価
A 免疫を獲得した人の抗体価分布の一例
対象者数
抗体価
B 免疫を持たない人の抗体価分布の一例
L
H
抗体価
AとBを合わせたもの
(注:LとHはカット・オフ値を示す)

図表15　カットオフ値

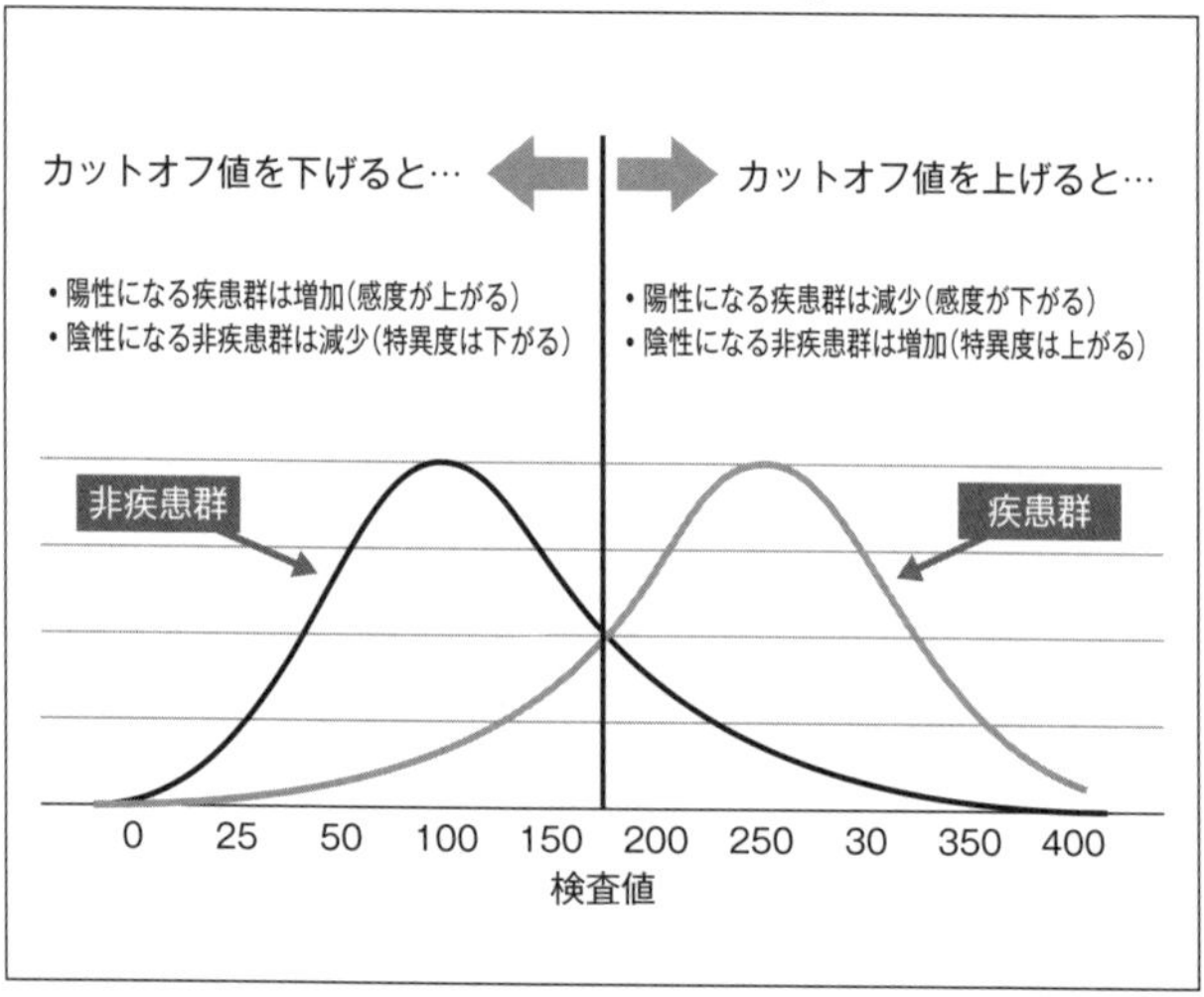
カットオフ値を下げると…
カットオフ値を上げると…
• 陽性になる疾患群は増加(感度が上がる)
• 陰性になる非疾患群は減少(特異度は下がる)
• 陽性になる疾患群は減少(感度が下がる)
• 陰性になる非疾患群は増加(特異度は上がる)
非疾患群
疾患群
0
25
50
100
150
200
250
30
350
400
検査値

にカットオフ値を低くすると、感度は上がりますが、特異度は低下する。

小川　陽性、陰性がどちらもきちんと出る値を人間が決めるんですね。

上久保　そういうことです。

小川　これはあまり簡単に大雑把に引けるものではないですねえ。

上久保　そうですね。抗体キットを作る会社が、最終的に最も良いカットオフ値を決めます。

小川　そうすると、疾患群と非疾患群がわかっていないと中々決められない？

上久保　そうです。低い値と高い値の分布を見て、それから陰性の症例について見る。その間のカットオフ値を一番適した値で採用する。そのキットで計ると、抗体が陽性とか陰性ということが設定された値に従って出るわけです。

小川　この九カ月、日本のみならず様々な国の企業が抗体キットを開発して、軒並み大変低い抗体値が出ている。しかし先生のお話を伺っていると、どうも精度が低いという問題と、カットオフ値を定める際にＩｇＧが既感染パターンを示している事が考慮されていないものばかりという気がいたしますね。

一方、ＰＣＲ検査についても、大変な乱立状態ですね。様々な会社から出て、精度が違うものが、巷間に溢れています。

感染者が何人という報道が長い間、まるで確定した数値であるかのように出てくる。ところが検査精度はどうなのか、検査技師はきちんと訓練されているのか、カットオフ値に何らかの基準があるのか。そもそも検査キットを公認するシステムもないままなし崩しにばら撒かれている。検査精度を国が立ち入りで検査してもいない。

今先生からカットオフ値の話ひとつ聞いても、それを定めてゆく基本的な方法論すら、私達は専門家から教えてもらってこなかった事がよくわかります。

検査より大切な事とは

上久保　しかし、これだけ検査の事をお話して、こんな事を申しあげたら何ですが、本当に正しい診断法はね、「あなた、若いですよね。ああ、一〇〇％大丈夫です」「あなた、外出して人と接触しておられますよね、大丈夫ですね」。これが抗体検査より何より、一番正しい検査ですよ。抗体検査はいずれにせよ偽陽性、偽陰性が出ますから。

小川　なるほど、深いお話ですね。検査学と免疫学をなさっている上久保先生が、新型コロナについては、実は抗体検査やＰＣＲより、「外出して人と接触しているなら大丈夫」という状況が一番の検査だといっておられる。逆に、当然、検査を必要とする病気もたくさんある訳ですね。

上久保　多くの人が罹患する感染症の場合をどう評価するかはなかなか難しいんです。インフルエンザの検査はあるから、それはしとかなきゃしかたがないという事にはなりますが……。

小川　一方でガンなどの検査は……。

上久保　ええ。それは当然ながらものすごく必要な話です。

しかしまあ現状で実施しているものは、インフルエンザの検査だって継続しておいたらいいんじゃないですかね。

小川　なるほど。プラグマティックな見解だな。

上久保　現状で普及しているという事はメリットを感じているのでしょう。インフルエンザかどうか調べたい、タミフルやリレンザを飲みたいじゃないですか、皆さん。

小川　だいたい本当は症状をみたら、関節が痛くて、えらく悪寒がして、熱が四十度出たらねえ。

上久保　わかりますからね、インフルエンザだと。そこでインフルエンザ検査に行って陽性が出なくても、ああ、これ、たまたま抗体がまだ出ていなかったねって言いますよね。

小川　そうそう。それこそ体感の方が正確なんじゃないですか（笑）。

上久保　そうなんですよ、実際。

小川　抗体は二日位経たないと出ない事があるんですね。

上久保　そうです。まだ一日経ってないから出ていないだけだと思って、明日確かめに行くんですよ。まあ、そういうものなんです。

小川　僕も、この十二月にね、熱は四十度だし、頭が割れるように痛いし、関節は痛い。これで陰性が出たら、確かに……。

上久保　検査が間違っていると思われるでしょ。

小川　自分でも思うし、医者もそう言いますよね。

上久保　検査に出ていないだけ。

小川　そこで、伺います。今回も未だにＰＣＲをすべきだ・すべきじゃないという議論があります。ＰＣＲについても、今後も引きずると思いますので、必要・不必要を含めてお話しいただけませんか？

上久保　武漢の後、パニックが続いていた頃は、心理的に必要だったのでしょう。しかし、殆ど無症候、あるいは熱が半日で収まりましたなんていう人には、ＰＣＲ検査は絶対にすべきではないのです。

小川　しかし皆さん、不安では？

上久保　従来、風邪でＰＣＲ検査をやったことがなかったでしょう。インフルエンザでもよほどでないとやりませんよ。

小川　そもそもＰＣＲ検査というのはどういうものなのですか？

上久保　特定の遺伝子断片だけを選択的に増やして、調べやすくするために用いるもので、遺伝子を増幅する技術です。例えば、癌に特徴的な遺伝子の異常が存在するかどうかを調べるときに、採取してきたＤＮＡがごく微量であっても、ＰＣＲによりＤＮＡ配列を増幅させることで判定が可能になります。しかし検査結果を正しく読解するのは難しい。医師が適切に判断して微妙な診断に使用する検査法でして、無症候の感染者を対象に大量の検査をする為の道具では本来ないのです。

小川　非常に精度の高い検査法で、そもそもが集団検査で気軽に使うものではないのですね。

上久保　そうです。白木公康先生（千里金蘭大学副学長、富山大学名誉教授）の論文がそこを明快に解説してくださっているので、引用させていただきますね。https://www.jmedj.co.jp/journal/paper/detail.php?id=14278

ＰＣＲ法は分離による感染性ウイルスの検出より、約百～千倍感度が良いので、主要症状消退後のウイルスの検出は、感染性と相関しない。そして、ＰＣＲ法では、回復期には陽性陰性を繰り返し、徐々にウイルスは消えていく。

再感染の時期については、粘膜感染のウイルスは、粘膜の免疫が一度産生されたIgA抗体の消失まで約六カ月続く。そのため、三カ月までは再感染せず、六カ月ぐらいでは再感染するが発症せず、一年経つと以前と同様に感染し発症するとされる。

最近、COVID−19回復後に陰性化したが、一カ月程度の間に、ウイルスがPCR法で検出された例が報道されている。これは、コロナウイルス感染では不思議な現象ではない。ウイルスの完全消失までの経過で多くみられ、再感染は合理的に考えにくい。

ところが、今は唾液検査まで開発されましたね。咽頭スワブ——検体を採取するための棒状の器具のことです——を咽頭や鼻腔に挿入する必要はなくて、唾液でもできるようになっています。ですから、もっと簡便ということで、普及させるつもりなんでしょう。しかしいくらそんな事をしても、たまたまその時点で曝露していたら、陽性が出るに決まっているし、無症候の人間を大量に扱えば陽性的中率は非常に低くなります。

小川　なるほど、大切なのは症状が出たら、その症状に対処すればいいので、一々それを陽性反応者だと認定する必要はない。どっちみち大半が無症候で、新型コロナの感染者は事実上殆ど全員という事になる以上、調べるだけ無駄だという事ですね。

上久保　先程詳しく申し上げたように村上康文教授による抗体検査で、もう、殆どの方は免疫を持っている事は明らかなんだから、例年通り対処してくださいという事ですね。ただし医療崩壊させない為の態勢は必要です。その為に活用するのであればPCR検査がまるで無駄だとは言いません。しかし、無症候で集団検査なんてナンセンスで、やるべきではない。やったら、えらいことですよ。指定感染症である場合は、病院に入院させなきゃならないのだから、もうえらいことですね。

小川　措置入院は医師の判断で選択できる事になっていますが、今の空気では陽性の人を放置したのかと言われるのをおそれて必要ない人を入院させる事態も多発するでしょうね。

上久保　指定感染症を解除すべきだと言う事も強く申し上げてきましたが、安倍政権は世論の圧力に屈せず、大きく方向転換を宣言した。次の新政権がその方針でぶれなければＰＣＲ検査を幾らしても医療崩壊は大きく防げます。

小川　指定感染症の事は今後の対応にも関わるので、少しふれておきましょう。

上久保　分りました。感染症の予防及び感染症の患者に対する医療に関する法律が定められており、第七条において、「指定感染症については、一年以内の政令で定める期間に限り、政令で定めるところにより……準用する」とあります。

新型コロナウイルスは二類相当以上の扱いだったのですが、指定感染症二類はエボラ出血熱やペストなど最も危険性が高い一類感染症の次で、いずれも患者に入院を勧告し、従わなければ強制入院させることができる。一定期間仕事をさせない就業制限の規定もあります。

小川　先生は大分早くから、それを解除するか、解除が難しければ五類相当、つまりインフルエンザ相当に格下げるべきと提言されていました。

上久保　ええ。子どもがインフルエンザにかかった場合の出席停止期間は、学校保健安全法等の「学校保健安全法施行規則」で定められています。それによると、インフルエンザの出席停止期間は「解熱後二日を経過するまで」（幼児の場合は「三日を経過するまで」）かつ「発症した後五日を経過するまで」とされています。大人の場合は、季節性のインフルエンザについての出社停止期間を定めた法律はありません。ただ、会社によっては就業規則に、インフルエンザ罹患時の就業制限について定めているところもあります。

小川　当初は安倍総理の決断で重い指定感染症扱いにした。あのころは、ほんとに未知だったので。

上久保　それはすべきでした。するしかない。

小川　あの段階ではすべきだった。しかし、今の段階で見るともうここまで正体が明らかになったんだから必要ない。

それにしても、まだコロナ洗脳が解けない日本社会では、新型コロナは何だか特殊なウイルスですごく怖い。インフルエンザとただの風邪と新型コロナの三種類があると思っている。確かに当初二カ月か三カ月はその可能性があった。しかし九カ月経った今、実際の世界の被害状況、日本の被害状況を見ても、また、病理所見を出さずに新型コロナ重症者、死者を過剰に加算している状況を見ても、パニックを起こさなければこんな事態にならなかったのではないか、そう考えざるを得なくなってきている。

上久保　ええ、いまの日本では、ただの軽い風邪と皆さんが思っておられる微熱や咳、痰などの症状が、実はこの新型コロナという事ですね。

小川　この認識ギャップを解くのが専門家やＷＨＯだと思うんですが、逆に煽り続けている。

危機を煽る専門家とは何者か

小川　先生は臨床も経験されてきました。だから現場での患者がどういうもので、例えばマイナーパターンではどんな異常な事が起こりうるかも知っているし、検査というものがどの程度意味があるのか、あるいは意味がないのかも熟知している。そこに、今度は、高橋淳先生の慧眼《けいがん》に基づく疫学と遺伝子解析を組み合わせて、集団免疫達成のモデル理論を考案された。この高橋教授という方が、メールのやり取りなんかしていると、緻密なサイエンスの能力をお持ちですね。ラボでウイルスだけ扱っている専門家は、臨床が分らないから検査の勘所も分らないですよね。また医者でなくて疫学モデルだけ扱ってきた人も実は病気の実態を体で感じていらっしゃらない。

一人ひとりがたこつぼの自分の知識を持っているので、トータルな、ザクッとした理解が妨げられている。

上久保　全体が分らないとこういうマクロの大きな現象は見えてこないんです。遠近法が取れないですから。

小川　そう、事態を見抜く遠近法のセンスなんですね。当初、ウイルスが変異をして、非常に危険な症状が出ていた。これは武漢の情報でありました。私はその頃からウイルス学や獣医学の先生方としばしば会って話を伺っていました。普通のコロナではあり得ない突発的な肺炎が一日で進行してしまう例などについて、様々な議論があり、それぞれ超一流の専門家ばかりだから、今考えても個々の議論は正確なのです。ところが、上久保先生にその話をしたときに、病院で現場にいると、まったくわけのわからない形で、突然、人が亡くなる事などよくあるものですよとおっしゃったんですよね。

上久保　臨床を少しでも経験していたら当たり前の事です。

小川　そう。だから上久保先生は、その劇症化が、メジャーかマイナーかが大事だと言われた。そしておそらくマイナーなのではないかとおっしゃったのですね。これは目から鱗でした。

上久保　新型コロナでは、マイナーなことをメジャーにしちゃったんですよ、それぞれの分野の専門の方々が。たった一例の症例報告を全ての症例でそうであるかのように考えてはならないんです。一例でも大切であることには違わないのですが、それはあくまでも極めて稀、世界で数例かもしれないから、症例報告をするのです。

小川　それを集積して悪質化、劇症化する原因とそれがどの程度メジャーパターンかを見極める事が本来必要なのですね。

上久保　そうです。しかし、いずれにせよ、既に免疫を持っていれば悪化することはないのです。実際、昨日私は少し微熱がありましたが、もう平熱です。

小川　それは、先生がおそらく新型コロナに何度目かの感染をされているということですね。
上久保　だからこのガラスにもついていますし、今日同席の皆さんにはうつる。ＰＣＲをしたら陽性が出るかもしれません。
小川　私もつい数日前の夕方、咳が出始めた。気付いたら夜には止まっていました。その翌日友人にあったら彼も変な咳をしているんだ。でもすぐ止まりますね。
上久保　免疫ができていれば症状は殆ど軽微で済みますからね。朝起きたら、クーラーで冷えたのか、喉が痛かったが、昼には消えていた、とかありますよね。
　ウイルスが存在しているというだけなら、先ほど申し上げたように、こういうホテルのテーブルでＰＣＲをやったって出ますから。
小川　「テーブルから陽性反応」って記事にしたらいい（笑）。
上久保　服も感染します。
小川　そうですか。ＰＣＲ検査というのは、発症や感染の重度を示すものでなく、要するにその時に検査した場所にウイルスがいるかいないかを示すだけで、これはそのままいつも医療的指標に使えるわけではないわけですね。

上久保　そうです。冗談に聞こえるでしょうが、冗談を言っているのは私達の方ではなく、今検査、検査で騒いでいる方達の方なのです。彼らのロジックでは、付着していれば「感染」と言うのだから、机も感染している事になる。

小川　感染しているかもしれない、症状は出ないけど。こういう話ですからね。そういう基本的な認識、常識を全部すっ飛ばして危機を煽っている専門家なる人達、非常に高名な先生、この人たちは一体何者なのでしょうかね。

上久保　思い込みになっていますからね。

小川　常識と言われている非常識ほど怖いものはないですね。

上久保　非常識と言えば、三密ということで、なんか透明な板を置いたらいいというあれもひどい話ですよ。

小川　レストランに行っても、レジやタクシーでもやってます。学校に行っても置いてあるらしい。

上久保　本当にやる場合は、刑務所の面会みたいに、隅々まで完全に遮断しないと意味がありませんね。

小川　大体レジで笑ってしまいますよ。透明シートごしに対面しているけど、お金を直接手渡ししているわけ（笑）。うつるならお金からうつるし、透明シートなんてしなくたってこのコロナのご時世で目の前でくしゃみしたり、咳したり、大声で喚く人間はいないです。

上久保　逆に、板がここにあったって、ハクション！ってくしゃみしたら、全部、飛んでしまいますから。驚くのは、今のこうした「対策」なるものをサイエンティストが本当に信じていたりする事ですよ。

小川　ウイルスというものを、なんかこう、すごく人間的なサイズに置き換えちゃっているということですよね。第一章でお話しいただいた「清潔」もそうですけど。

上久保　切実なのは病院です。

病院で、自分らは危ないんじゃないかと言われるお年寄りの患者さんが結構いるんですよ。しかし、その人たちは、毎日、散歩して人としゃべって、元気にやっています。そういう人は免疫を持っている。だからその人らは大丈夫なんですけど、社会が不安を煽るから心配ばかり募る。病院側も老人に対してナーバスになっている。

新型コロナのワクチン接種は危ない

小川　今日は皆さんがなかなか言い出せないところを、ずいぶん言っていただいたと思いますが、さらにワクチンについても伺いたいと思います。

今、先生がお話しになったように、ＰＣＲ検査が本当は必要ないとしても、検査をし続ければ、唾液の中にウイルスはいる。これから、ずっとそれが続きますね？

上久保　波の高低は出ますが、続く事は続きます。

小川　そうなりますね。しかし、喉に、唾液にウイルスがいるのと、感染しているのは違う。

上久保　医学用語でいうと、医学用語というほどのものではないかもしれませんが、既感染での再曝露ということです。喉にいるとか言ったら、なんかおかしいことを言っているように聞こえるじゃないですか。既感染者に再曝露した状況だというのが、医学的な用語。

小川　なるほど。で、既感染が殆どであるということについては、村上教授の抗体検査システムで結果が出ています。

上久保　だからワクチンは本当は必要ないです。というか風邪なんだからワクチンは作れない筈なのですよ。

小川　どういう事ですか？

上久保　一般的にワクチンは、非常に強い特徴を持つ感染症であれば作りやすいものなのですが、無症候が多数であるような、特徴の希薄な感染症では作りにくいものなのです。

小川　しかし日本政府もアストラゼネカ社と来春に六千万人分、一億二千万回分のワクチンの基本合意をしていますね。なんでこういう不毛な選択を、充分に吟味もせずにしてしまったものかな。

上久保　ええ。こんなワクチン開発競争、大変なことが起こるかもわかりませんよ。

小川　どういうことですか？

上久保　そもそもワクチンの接種は危ないと思います。実際私たちの研究では、先祖型のSを免疫原にしてワクチンを作ろうとすると、S型に対する抗体ができ、そこにG型が感染したら、ADEを起こす事になるのですから。

小川　なるほどワクチンの免疫原をどの変異型にするかによって、今回世界で生じた劇症化を人為的に起こす事になってしまうというのですね。

上久保　ええ。G型変異が怖いわけですからG型のモチーフを免疫原にした場合は、中和抗体ができます。しかし、S型やK型を免疫原にした場合には、中和抗体はできません。だからそこに新しいH型とか、Y型が感染した場合に、中和抗体ができていないのだから、ADEが起こる。この変異と免疫の関係を正確に知らない人達が下手にワクチンを開発すると、ワクチンの為に大量の死者が出る可能性は否定できません。

小川　もしそうなら怖ろしい事ですね。しかしどの場合ADEが起きるかはゲノム解析でわかるのですか。

上久保　GISAIDから、これは中和抗体できるか、できないかという事を私どもは恐らく解明できていると思います。どうしても開発しないといけない事情があるならば協力してもいい。ここは本当に危険なポイントだからです。

しかし、ワクチンでは、更なる危険性がある。仮に私たちが協力してワクチンが一旦できても翌年は効かなくなります。抗体が消えていくからですね。これはインフルエンザワクチンを毎年打つのと同じ原理です。ただ、今回のコロナでワクチンを作る危険性は、違うウイルスの変異型が来たときに、ADEが起こる可能性があるという点です。G型でワクチンを作っても、新たな変異になった際に中和活性を失っている可能性もあります。

だから、コロナに関しては、従来、ワクチンをつくったことはなかったんです。人間の免疫だけで対応できるし、作った時のADEの可能性の方が、新型コロナウイルスよりよほど「未知」で危険だと私は危惧しています。

小川　すると逆にインフルエンザのワクチンではそうした危険性は毎回除去されている事になりますね。これはどのようにして危険性を除去しているのでしょうか。

上久保　インフルエンザの抗体は流行に合わせて、ワクチンを毎年変えているから危険性がないわけです。だから、コロナもどうしてもやりたいならば、毎年、変えていかないとダメです。同じものを打つと危険なわけです。

小川　それは膨大な手間ですね。毎年変えるというのでは、今のG型でつくったって、ダメな事になりますね。

上久保　やるならば、毎年変えていかなければならない。だが、普通の風邪にワクチンが要るのかという話です。

小川　免疫学の権威、順天堂大学特任教授の奥村康先生も、ワクチンが成功する可能性自体が低いと仰っていました。あまりに平凡な顔をしたウイルスで、それを識別できるワクチンを人工的に作れるとはなかなか考えられないとか。

上久保　そのとおりです。奥村先生のおっしゃりたいことは、指名手配でも平凡な顔つきの犯人は捕まえにくい感じがするでしょう？　狂暴な顔をした犯人の方が見つけやすくて、捕まえやすそうな気がするじゃないですか。ワクチン作るのも実はそんな感じなんですよ。

小川　ただ、日本と違い、十五万人亡くなったとされるアメリカや全体で数十万人亡くなったヨーロッパは怖いから、どうしてもワクチンが欲しいというのも理解できますね。

上久保　そうですね。あの感染爆発期に適切なワクチンがあれば有効だったかもしれません。

小川　彼らにしてみればワクチンに対して、ものすごい期待と需要がある。そこはどうしたらいいとお考えですか？

上久保　一つ、有用な方法があります。私は何年後にコロナがもう一回どういう形で来るか解析から少しずつ予想できるようになっているので、今回、作ったGのワクチンをずっと保管しておいて、そのときにこれを使いなさいと申し上げます。約十年後かもしれませんが。基本的には必要ないですけど、どうしてもというのであれば、そういう変異予測と組み合わせないと危険だという事です。

「もうすぐ収束、東京五輪は必ずできる」

小川　渡航制限を今後どうすべきかという点もお聞きしておかないといけません。先生は日本はできるだけ渡航制限を解除した方がいいと仰います。だけど、これ、世界はどうしたらいいですか。アメリカや、ヨーロッパ。

上久保　世界は、我々のリスクスコアを見ていただいたらいいんですね。

リスクスコアは高い相関性で正しかった。という事は、今後も私達のリスクスコアは正解であり続ける可能性が疫学的に高いのではないでしょうか。医療崩壊が起こるレベルで感染爆発するようなリスクを事前に示せますから、それを適用する。

小川　例えば、テキサスのリスクスコアは非常に高かったわけですね。

上久保　カリフォルニアもそうですが、後から急増したところはそうです。そういう所は医療破綻を起こさないよう、ロックダウンを早期に、そして長くするしかなかったのです。それで、ゆっくりと感染して、人工呼吸器につなげなければいけない人の増加率を緩やかにする。あるいはマンパワーを充足する。あるいは人工呼吸器、ECMOを先回りして充足する。

われわれは一番最初の三月二十七日の論文で、より良い集団免疫の達成の仕方を述べると書いている。半年経ちましたが訂正する必要はほとんどないと考えています。

小川　では九月以降、秋、冬、来春にかけては、世界はどうなりますか。

上久保　欧米が沈静化した後、ブラジルは死亡者第二位になり、それが相当長引きました。医療破綻を起こし続けているのでしょうから、当然ロックダウンしなければならない局面が続いていた事になります。ブラジル大統領はロックダウン不要論に固執していましたが、あれはする必要があった。

小川　日本については、逆にもう渡航制限を解除すれば、ほとんど重症者・死者は加算されないという事でよろしいですね。

上久保　そうです。むしろウイルスに曝露して、増幅させるべきです。

小川　国内では、自粛が長引いているけれど、それでも動いてはいます。今ぐらい動かしておくと、疫学的には国内で感染が再度大幅に拡大する確率は低いと考えて宜しいのですか？

上久保　大丈夫だと思いますけどね。まったく閉めている施設や注意し過ぎているご老人などについては多少危惧があります。我々は、五月のゴールデンウィーク明けから、もう開くべきだといってきました。あれからもう、四カ月、時間がかかりすぎています。そこに一抹の不安はあります。

小川　お年を召された方々にとってみれば、あれだけ不安が募る状況が続けば心配は一方ならないものがありましたから、本当に用心される方が多かった。

上久保　そこが本当に難しい所です。本当はしなければならない事と今の自粛は一八〇度逆行するので。免疫記憶が薄れると、次の流行が起きてしまうのです。しかし、今の所、風邪が原因で例年亡くなるようなレベルまで衰弱しておられるような方は当然風邪に用心するのと同じように、コロナウイルス感染にも用心していただくほかありませんが、日本人一般の免疫記憶は現状で大丈夫だと考えます。

小川　最後に東京オリンピック・パラリンピックについてお聞きします。来年の夏に開催できるように世界を持ってゆくにはどうしたら宜しいでしょうか。

上久保　そうですね。今年の十二月までに、日本のみならず、世界でも新型コロナはほぼ終わります。そこで、完全に世界中が移動制限を解除すれば、オリンピックは問題なく開催できます。来年はスパイクの変異のコロナの年ではなく、普通のコロナ風邪の年だからです。別に風邪をひいている人がオリンピックに来られても構いませんでしょ。

小川　そうすると、できるだけ早くそういう予測を科学者たちに検討してもらわないといけない。来年は大丈夫だという話を、できるだけ世界の専門家のコンセンサスにしなければなりませんね。

上久保　そうですね。

まだ、あと、ちょっとロックダウンしたほうがいい国や地域は残っています。しかし、世界中でもう十二月には全部終わりますから、全面的に解除すべきです。

小川　十二月には世界中で、感染の波はもう来ない？

上久保　もう何もないと思いますけどね。今回説明したことがわかっていただいたら、来年に我々の見解を世界が採用してくれたらいい、それだけの事です。

小川　実際、経済の方が問題ですね。

上久保　ＧＤＰが一％下がると自殺者が二千四百人増えるという統計が出ているわけですからね。バブルが終わった後、自殺者数は年間三万人を超え続け、近年ようやく二万人に収まっていますが、こんな科学的根拠のない自粛騒動で、コロナ死者よりも多くの人、それも働き盛りの健常者が自殺に追い込まれる可能性は格段に高まり続けています。

そうした事も踏まえ、最後に大切な提案をさせてください。米国ＣＤＣ（Centers for Disease Control and Prevention＝疾病予防管理センター）のような大規模な組織でなくて全く構いませんから日本版ＣＤＣを創設すべきです。確かな分析ができる微生物学者、免疫学者、創薬の専門家、遺伝子変異解析の専門家、感染症の臨床経験の豊富な医者、検査というものをよく知っている専門家、そして大事なのは疫学の本当の専門家……。更に贅沢を言えば、経済の専門家、法律の専門家、倫理の専門家が一人ずついたらそれでいいので、十人くらいでもいいんですよ。本当に真摯な専門家で日本版ＣＤＣを創設すべきだと思います。そうしておけば、それを参考に正しい政治決断ができる政治家が政権にいれば大丈夫です。でなければ次パンデミックになった時、どうなさるつもりでしょうか？

小川　全く同感です。日本には間違いなく各分野で超一流の専門家がいらっしゃるでしょう。しかし政府に集まってこない。厚労省にせよ、各医師会や学界の既得権益層にせよ、この数十年の日本は能力本位のダイナミックな人材登用が非常に乏しいのではありませんか。だから非常時に対応するダイナミズムが生まれにくい。そんなところに、相も変わらず政府が既得権益層に諮問して多額の予算を付けて重々しい専門家チームを作ったりCDCを作ったって、どんなものができるか見当がつきます。政府にその力がなければ民間でそうした組織を作って、強力なロビー活動をただちに展開した方がまだ早い。残念ながらそれが日本の現状でしょう。

私も先生の真摯な提言を受け、ただちに動きますよ。

上久保　有難うございます。

小川　こちらこそ今日は本当に有難うございました。輿論喚起をする上で、大きな起爆剤になる議論ができたと思います。

上久保靖彦（かみくぼ・やすひこ）
1967年生まれ。1996年、兵庫医科大学医学部を卒業。京都大学医学部附属病院の研修医や兵庫県立尼崎病院（現・兵庫県立尼崎総合医療センター）血液内科専攻医を経て、99年、京都大学大学院医学研究科に進学。血液・腫瘍内科学専攻を2003年3月に修了。2004年〜09年まで米国立衛生研究所（NIH）ヒトゲノム研究所（NHGRI/フランシス・コリンズ所長）博士研究員。10年3月から東京大学医学部附属病院無菌治療部フロアマネージャー・東京大学大学院医学研究科血液・腫瘍内科学第6研究室（血液研究室）の室長。18年12月から現職の京都大学大学院医学研究科特定教授。

小川榮太郎（おがわ・えいたろう）
1967年生まれ。文藝評論家。大阪大学文学部卒業、埼玉大学大学院修了。フジサンケイグループ主催第18回正論新風賞、アパ日本再興大賞特別賞を受賞。『小林秀雄の後の二十一章』『約束の日——安倍晋三試論』（ともに幻冬舎）、『平成記』（青林堂）など著書多数。最近著は『フルトヴェングラーとカラヤン——クラシック音楽に未来はあるのか』（啓文社書房）。社団法人日本平和学研究所理事長。

新型《しんがた》コロナ

2020年10月2日　初版発行
2020年10月8日　第2刷

著　者　上久保靖彦・小川榮太郎

発行者　鈴木　隆一

発行所　ワック株式会社
東京都千代田区五番町4-5　五番町コスモビル　〒102-0076
電話　03-5226-7622
http://web-wac.co.jp/

印刷製本　大日本印刷株式会社

ISBN978-4-89831-827-0

好評既刊

「コロナうつ」かな？
そのブルーを鬱にしないで
和田秀樹
B-324

コロナ騒動に巻き込まれて不安なあなたへ。ウィズコロナを生きるための「心のワクチン」を専門医・臨床心理士がお届けします。チェックシート付きの「読むクスリ」です。　本体価格九〇〇円

健康常識はウソだらけ
コロナにも負けない免疫力アップ
奥村　康

免疫学の権威が喝破する「不良」長寿のすすめ。「喫煙者はコロナウイルスの免疫力を持っている？」「ちょい太めの人の方が長生きします」
単行本（ソフトカバー）　本体価格一二〇〇円

「米中激突」の地政学
茂木　誠

「シーパワー対ランドパワー」「キリスト教対中国五大思想」等、米中の外交史を振り返り対立の宿命を明示。覇権国家の狭間で日本が進むべき道とは。

単行本（ソフトカバー）　本体価格一五四〇円

http://web-wac.co.jp/